수신어록

수신어록

수신오도 어록 시리즈 I

적광 지음

修身悟道

들어가는 글

깨달음이란 무엇인가?

우리는 어디에서 와서 어디로 가는가?

어떻게 하면 고통에서 벗어나 평화롭게 살 수 있는가?

저는 이러한 깨달음을 직접 체득하여

인류가 배우고 익혀서 행복한 삶을 살다가

빛으로 돌아갈 수 있도록

21C 과학 문명과 문화에 맞게 과학·의학을 빌어

알기 쉽고 배우기 쉽게 전하고 있는 것입니다.

동서고금을 통하여 깨달으신 부처와 성인들은

그 시대의 문화와 문명에 맞는 문자·언어를 빌어서

똑같은 말씀을 하셨습니다.

저 또한 오늘날의 문화와 문명에 맞는

문자·언어를 빌어서

그 깨달음을 전하고 있는 것입니다.

수행문화도 오늘날에 맞게 바뀌어야 합니다.

잘못 전해진 부분은 바로잡아야 하고

현 인류의 몸과 의식에 맞게

올바른 수행기법을 사용해야 합니다.

자연환경과 문명·문화의 발달과 변화로

현 인류의 몸과 의식이 많이 달라져 있습니다.

당연히 수행기법은 거기에 맞게 변해야 하는 것입니다.

이런 것들을 과학적·의학적 분석을 통하여 밝혀 놓았습니다.

수행은 이기적인 욕망을 달성하기 위해서 하는 것이 아닙니다.

나와 남을 둘로 보지 않고 나와 남의 공존을 바라며

중생들이 올바른 삶을 살 수 있도록 돕는 것이

부처·성인들의 길입니다.

인류는 지금처럼 고통 속에 살도록 되어 있지 않습니다.

본래의 몸과 마음을 회복하면

평화롭게 대자유인으로 살아갈 수 있습니다.

그 길을 널리 밝힙니다.

감사합니다.

2016. 논산에서 寂光

차례

尋牛

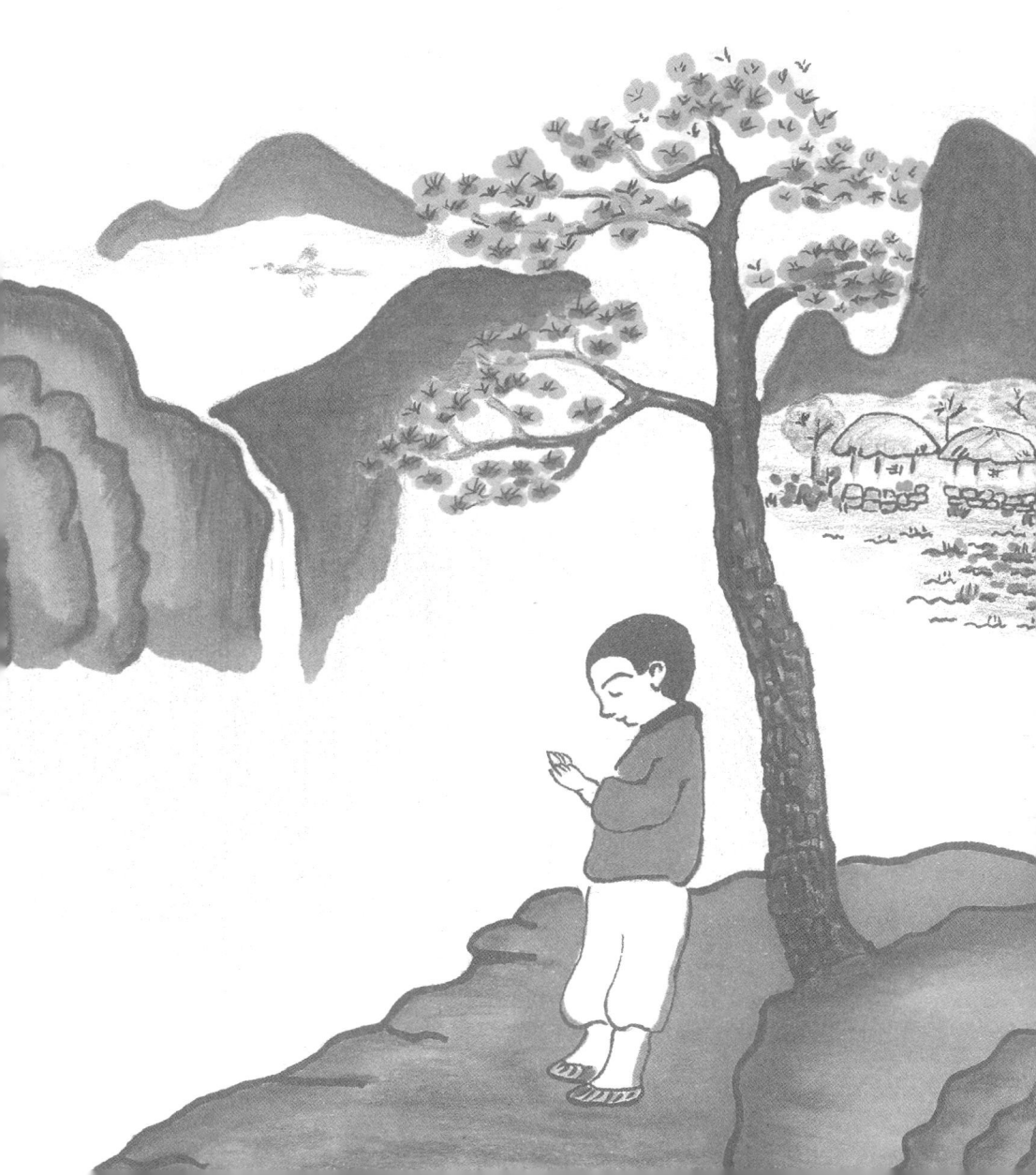

무엇을 깨달음이라 하는가?

무엇을 깨달음이라 하는가?

부처는 과연 무엇을 깨달았는가?

달마까지 28대 조사들은 무엇을 깨달았고

달마에서 6대 혜능 조사까지

그리고 한국에 건너와서

한국의 대스님들은 과연 무엇을 깨달았는가?

먼저 이 우주의 빛이 되신 부처님의 깨달음을 짚어 보라.

무엇을 깨달았고 중생을 위해 무엇을 남겨주려고

그렇게 애간장을 태웠을까?

삶과 죽음에 대한 것, 인간의 죽음에 대한 두려움,

어디에서 와서 어디로 가는가에 대한

불확실성에 관한 것이었다.

나는 경전 구석구석을 보면서

부처님의 깨달음으로 가게 한 것은

결국 호흡이었다는 것을 밝혀냈다.

석가는 호흡수련을 통해 인간의 모든 질병을 타파했고

인간으로 태어나기 이전에 자신이 빛이었음을 알아냈다.

어디에서 와서 어디로 가는가를 훤히 알았다.

이는 석가 자신만이 아니라

누구나 알 수 있다는 것도 알았다.
호흡수련을 통해 깨달음으로 가는 길목에서
마음의 움직임을 포착했다.
석가는 수련을 해 보니
마음이 정말 포근해진다는 것도 알았고,
인간사회 물질·문명을 벗어나
오직 내 마음에서 우러나는 그 자체가
모든 물질을 다 장악하더라는 것을 보았다.
더 나아가 죽을 때 몸에서 빛을 발해
하늘로 올라간다는 것도 알았다.
석가만 그런 것이 아니라
모든 이가 수련을 통하면
깨달음을 얻을 수 있다.
부처가 깨달은 방법은 호흡수련을 통해
인간의 몸을 개조하는 것이었다.
인간의 몸을 깨끗하게 청소하는 것이었다.
부처가 깨달은 것은 두 가지이다.
하나, 어디에서 와서 어디로 돌아가는가?
둘, 살아가는 동안 어떻게 하면 행복하게 되는가?

수행 방법을 모르는 것보다
잘못 알고 있는 것이 무섭다

제자

스승님!
많은 수행자들이 수행에 성공하지 못하고
병들어 죽어가는 것을 봅니다.

스승

나는 요즘 수행자들을 보면서 수행하지 마세요, 말리고 싶다.
오늘날은 과학·의학이 발달돼
건강이나 챙기면서 살면 옛날보다 장수하면서 살 수 있다.
수행법을 잘못 알고 행하다 보니
깨달음은 멀어지고 병든 수행자만 늘어난다.
우리가 높고 험한 산을 정복하기 위해서는
지형에 밝은 사람의 안내를 받아야만 정상에 오를 수 있다.
산을 오르기 전에 빈틈없이 준비하고 경험자의 길 안내를
받아가면서 산에 올라야 한다. 수행도 이와 같다.
이론으로 배우고 익히는 경전 공부는 혼자서 독학할 수 있고
경전을 많이 알고 계시는 분들에게 배우면 된다.

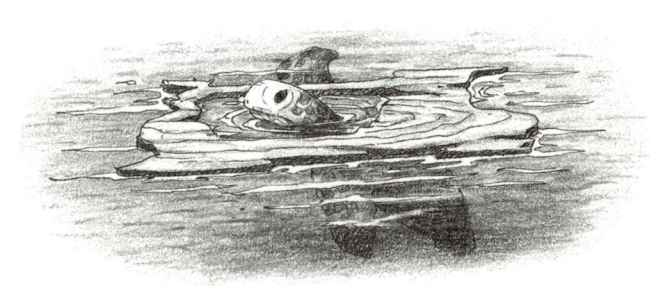

그렇지만 몸으로 하는 수행은 반드시 몸과 마음에 대해
모르는 것이 없는 밝은 선지식인을 만나서
체계적이고 과학적으로 배워야 한다.
몸의 원리를 알고 있어야 수행 과정에서 나타나는
여러 가지 현상들을 미리 알고 대처할 수 있는 것이다.
몸에 대해서는 모르고 경전만 달달 외우는 수행자를
스승으로 믿고 수행을 하다 격한 반응이 나타나면
대처할 수 있는 능력이 없어 결국 큰병을 얻어
수행을 중단해야 하는 것이다.
수행은 몸과 마음이 조화를 이루면서 가야 한다.
몸만 수행하는 것도, 마음만 수행하는 것도 반쪽짜리 수행이다.
성명쌍수性命雙修가 되어야 한다.
밝은 선지식인을 만나는 것! 올바른 정법을 만난다는 것!
그 확률은 0%에 가깝다.
그래서 백천만겁난조우百千萬劫難遭遇라 하지…….

몸과 마음에 대해서 알라

제자

스승님!
인생은 정말 고해苦海일 수 밖에 없나요?

스승

나도 그런 줄 알았지!
그러나 내가 수행을 통해
내 몸과 마음을 모두 알고 보니
인류는 지금처럼 고통 속에 살도록 되어 있지 않다.
평화! 평화!
내가 누리는 이 평화를 인류는 똑같이 누리도록 되어 있다.
나는 이것을 전해주고 싶구나.
그러기 위해서는 먼저
몸과 마음에 대해 확연하게 알아야 한다.
몸이 경직되어 있는 상태에서 오랜 시간 일을 하거나
좌선을 할 경우 몸은 점점 더 굳어져 간다.

몸이 굳으면 대장에는 가스가 차고
어깨와 등줄기에 통증이 온다.
가스가 차면 폐 공간이 좁아져 가슴에는 과부하가 걸린다.
흉부에 압력을 받으면 스트레스호르몬이 분비되는데
어찌 마음인들 평온하겠는가?
마음이 원하는 것은
세라토닌, 멜라토닌, 옥시토신 등 행복호르몬이다.
행복호르몬이 충분히 분비되면
물질적으로 가진 것이 없어도 마음은 행복해진다.
행복호르몬이 분비되려면
몸이 경직되지 않아야 한다.
몸을 이완시켜보면 자신의 몸이
얼마나 경직되어 있었는지를 알게 된다.
굳었던 몸이 이완되면서
마음의 평화를 느끼게 될 것이다.
몸과 마음은 동전의 양면과 같다.
한쪽 면이 훼손되면 동전의 가치를 인정받을 수 없듯이
몸이 병들면 마음도 병든다.
몸과 마음을 함께 닦아야 한다는 것을 잊지 말아야 한다.

지혜를 따를 것이다

현대 의학의 고정관념에 길들어 있는 지금의 인류는
길을 가르쳐 주어도 보지 못한다.
나의 법을 따라 수행하다 보면 나의 지혜가 지식에 눌릴 때가 많다.
즉, 치아를 빼달래도 빼면 안된다며 빼주지 않는다.
그러나 인체의 모든 것을 꿰뚫은 스승의 제자라면
나를 믿고 나의 처방이나 방법을 따르라.
그들은 인체의 죽은 몸을 가지고 공부하였기에
그들의 판단이 옳은 것이 아니다.
인체에서 벌어지는 현상을 과학으로 증명하는 것이 어렵겠구나,
하는 것을 여러분 스스로 체험하게 되는데
여러분 스스로 살아 있는 몸을 가지고 수행을 하니
'지식인들이 왜 모르지' 하고 경시하는 차원이 아닌
'그럴 수도 있겠구나' 하는 수긍의 차원에서 그들을 보게 된다.
목은 목을 지탱하는 근육, 경추를 둘러싼 식도,
기도의 근육과 근막과 신경과 아래 턱과 엇갈린 치아까지
밀접하게 연관되어 있다.
그래서 기도를 확보하기 위해 인체가 변화되는 시점에는
복부가 이완되면서 잡고 있던 근육들이 놓아주니
흉부가 올라가고 따라서 쇄골도 위로 올라가며

경추가 바르게 자리를 잡으며 기도가 넓어지는데
이때 아래 턱이 경추 쪽으로 들어가고
치아도 시큰거리고 아프다.
그동안 경직이나 위산으로 상처받아 염증에 노출된
식도와 기도와 목의 신경들이 잡아 당겨지면
수상돌기 같이 뻗어 있는 신경들도 당겨지지 않으려고
발버둥을 친다. 이 신경들이 굳어가는 것이
목에 오돌거리며 잡혀지는 것들로 만져지는 것이다.
경직이 되면 목 부위 신경이 가장 치명적인 상처를 받는다.
염증이 사라지면 목을 때려도 통증이 없다.
과학자가 아닌 수행자가 과학자에게 설명을 한다면
그들은 지혜는 없으나 지식은 있기에
나의 설명에 대한 흡수가 가능하나
여러분은 지식도 없고 지혜도 없어서 소통이 안되니
설명을 하여도 이해가 잘 되지 않는 것이다.
그래서 내가 지식인들을 향해
만약 단전에 신경이 살아나는 과정을 설명한다면,
신경의 메커니즘mechanism을 설명한다면
과학시대인 지금 세계적으로 폭발적인 이슈가 될 것이다.

見跡

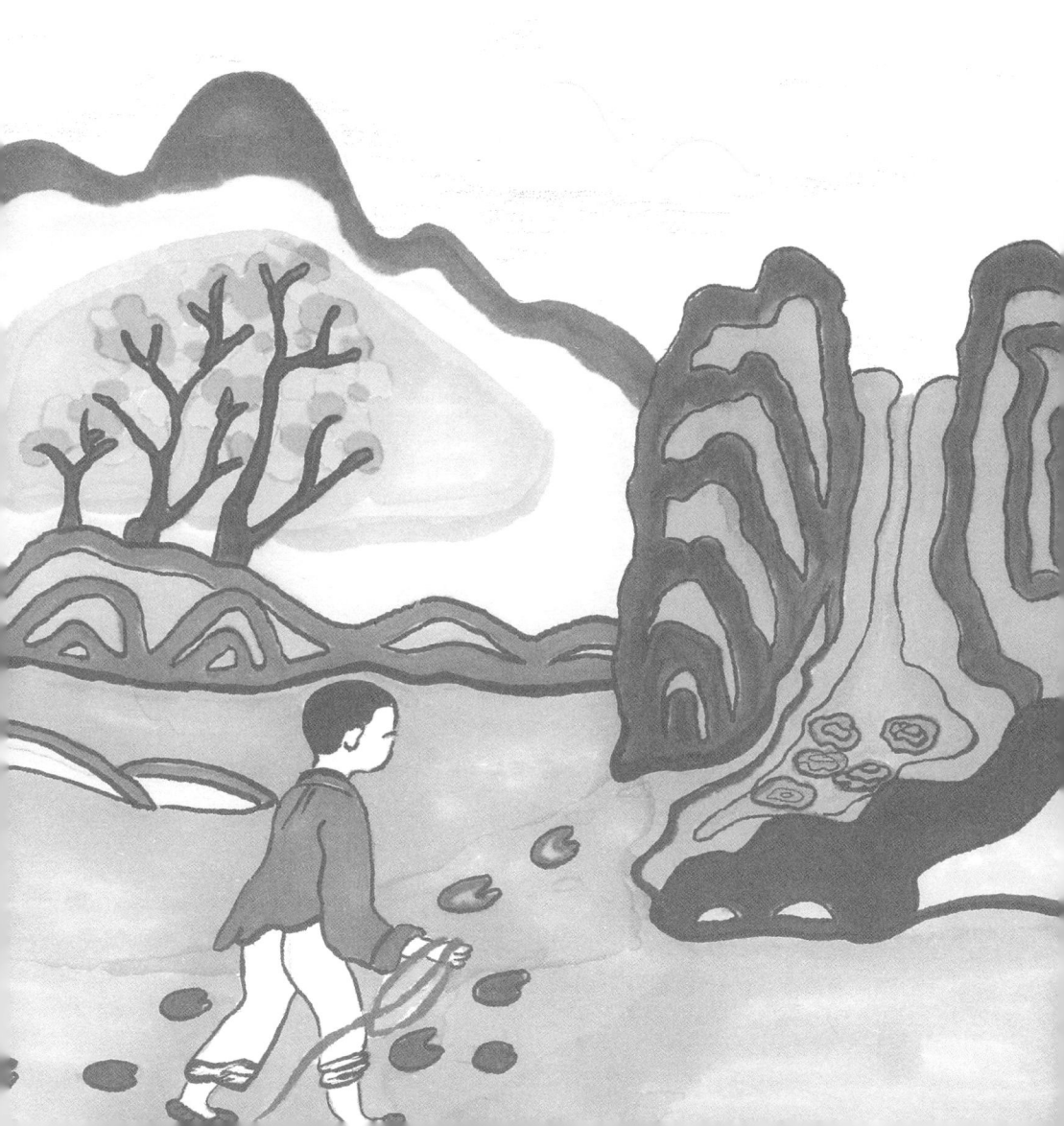

무엇을 먼저 해야 하는가!

제자

스승님!
무엇을 깨달음이라, 도 道 라 하는지요?
행복한 삶은 어떤 것인지요?

스승

깨달음! 도 道 ! 삼매! 열반! ……
난 이런 말을
할 수만 있다면 경전에서 다 지워버리고 싶다.
자네는 경전, 문자의 희생양이야.
어찌 자네 뿐이겠는가?
우리 모두지.
그냥 건강하고 평화스럽게 살다가
세포분열이 다하면 죽음에 대한 두려움 없이
죽고 싶을 때 훌훌 떠나면 안 될까?
그 방법을 알아서
몸과 마음을 그렇게 되도록 만드는 것.

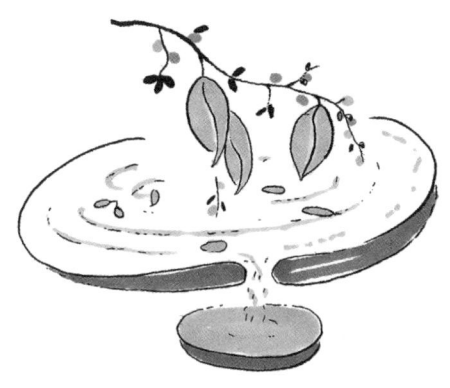

그것이 가장 먼저 해야 할 일 아닌가?
살면서는 몸과 마음으로부터 고통 받고
죽음이 서서히 다가오면 두려움에 떨다가
속절없이 허망하게 떠나는 것이
인류의 삶인가? 그것이 인생인가?
그것이 진리인가?
깨달음을 체득한 자는
그릇된 정보로 인하여 세포가 고통받지 않고
늘 세포가 평화로운 상태에 머무른다.

무지로 잠들어 있는 몸을 깨워라

제자

스승님!
경직된 몸을 이완하고 그 몸이 만들어낸
그릇된 정보를 수정하는 것이 바로 수행이군요.

스승

그렇지.
소크라테스가 너 자신을 알라,
그 말은 내면의 정서적인 부분을 알라고 한 것이 아니라
세포를, 몸을 알라는 것이다.
세월을 두고 서서히 경직된 몸은
그 경직된 상태를 당연한 것으로 뇌가 인식한다.
결국 제한된 틀 속에 몸과 의식이 갇혀버리면
그 안에서 당연한 것으로 알고 살다가 죽는 것이다.
이것을 알려주는 사람이 없으니, 아는 사람이 없으니
인류는 고통 속에 살다가 간다.
이제 이것을 알았으면 이완을 해봐라.

그때서야 자신의 몸이 여기도 저기도
다 굳어 죽어가고 있었구나 알게 된다.
그릇된 정보를 의식이라 표현하면, 의식이 강하고 많을수록
당연히 몸의 경직도 강하고 많겠지?
경직된 몸을 이완하면서 의식을 내려 놓고
의식을 내려 놓으면서 경직된 몸을 이완하여야 한다.
의식을 내려 놓는다는 것은
그릇된 정보를 수정하는 것을 말한다.
그릇된 정보를 수정하려고 할 때 몸은 그 정보에
길들여진 상태를 유지하려고 더 경직되는 경향이 있다.
이때 경직된 몸을 보듬어 주면서 참고
정보를 수정하면서 몸을 이완시킨다.
이 과정을 반복하여야 한다.
이렇듯 정보 수정과 습을 고쳐가는 과정을 통해
경직과 이완을 반복하면서 몸과 마음을 통해
자신 안에서 깨달음의 길을 찾는 것이다.
그러니 환경과 대상에 따라 밖으로, 밖으로만 향해
수행을 한다면 어찌 평화가, 깨달음이 있겠는가!
자신 안의 달을 따야 한다.

무조건 버리려고 하는 것이
수행은 아니다

제자

스승님!
그릇된 정보를 수정하는 과정에서
조심해야 될 것이 무엇인지요?

스승

의식을 내려 놓고 몸을 이완시키는 과정에서
유념해야 할 것은
내려놓음, 정보 수정에 전념하라.
아무 것도 나는 모르오 하듯
뇌를 사용하지 않게 되는 것이 무기병이다.
수행자가 산 속으로 들어가
모든 문화·문명과 담을 쌓고
아무 것도 모르는 것이 답인가?
그러려고 수행하는가?
무조건 버리려고 하는 것이 수행이 아님을 명심하라.
산에 가면 부처가 되고 서울 가면 중생이 되고

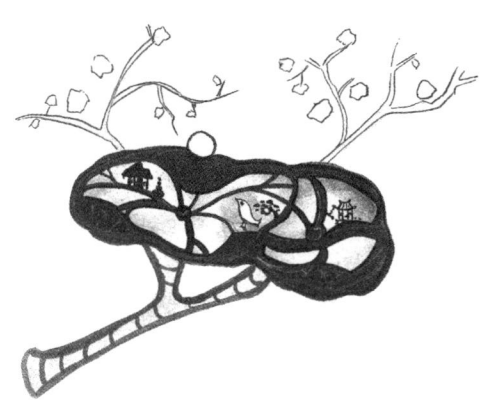

이런 것은 아니다.

어떤 정보든 다 버리는 것이 각이 아니다.

정보에 끄달리지 않는 것이다.

정보를 처리함에 있어서 부하가 걸리지 않으면 된다.

그것이 깨달음이다.

그런 몸과 의식을 만들어라.

그것이 본성을 회복하여

평화롭게 대자유인으로 사는 길이다.

見牛

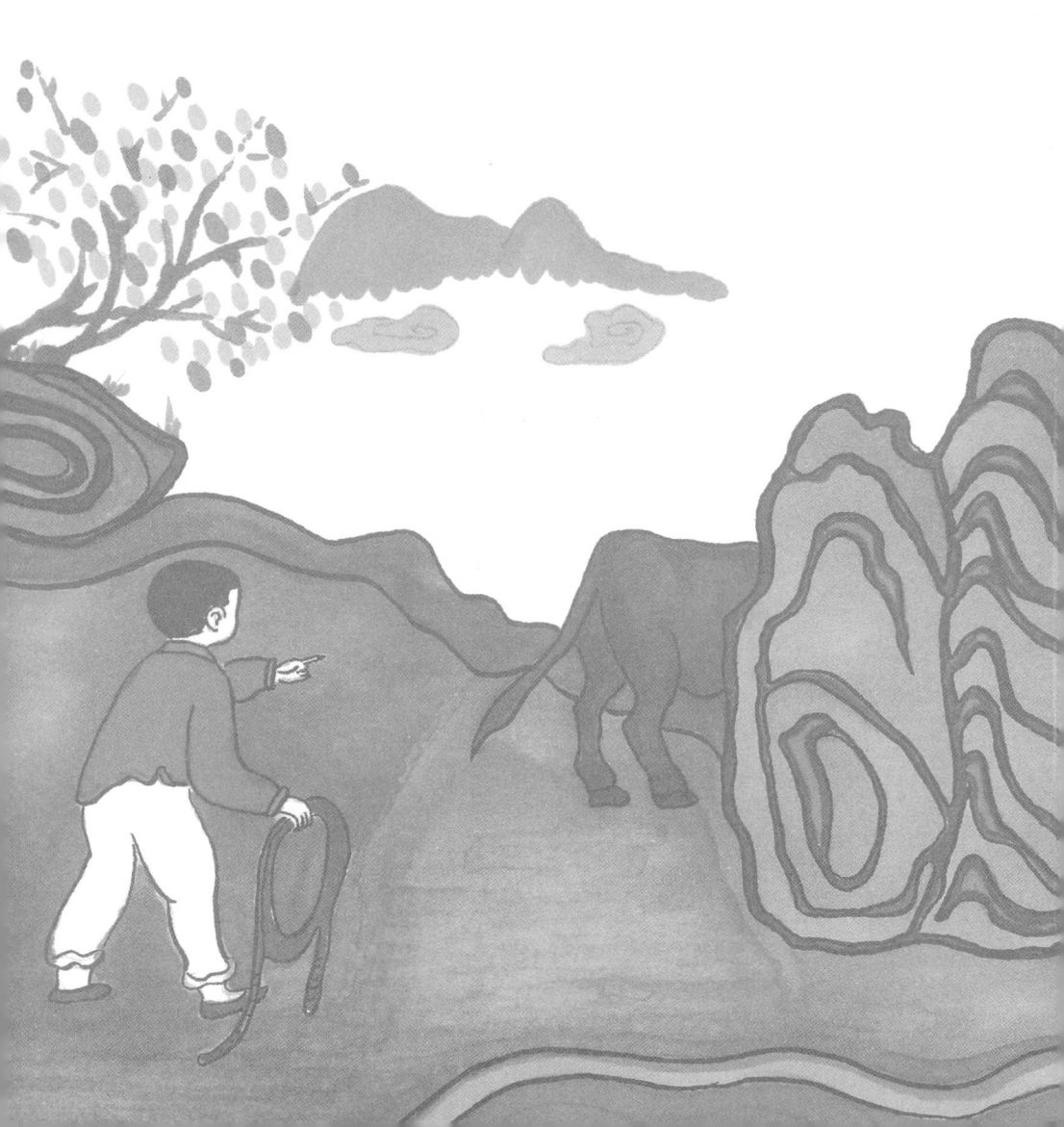

등줄기가 아프지 않고
수행할 수 없을까?

제자

스승님!
누워서 잠을 자다 보면
등과 어깨에 찌르는 듯한 통증으로 깨어납니다.
추운 날에는 더 심한 것 같습니다.
괜찮아졌다가도 또 반복됩니다.

스승

등판은 필연적으로 아프다.
폐포 안에는 모든 신경이 다 연결되어 있는데 쭈그러들어 있다.
좌우 갈비뼈가 자세 불량과 긴장된 생활로 조여 있다가
호흡을 힘줘서 하면 그 좁아진 갈비뼈가
쉽게 벌어져주지 않아 등줄기가 아프다.
즉 과도하게 힘줘서 호흡을 하게 되면 등줄기 통증이 온다.
등줄기가 아프지 않게 호흡을 하려면
좌우로 폐를 확장시키지 말고 상하로 폐를 늘이도록 한다.
즉 상하로 호흡을 가늘고 길게 하면서

살짝 살짝 아래로 밀어주면 된다.
좌우로 조여든 갈비뼈에 가능한 부담을 주지 않고
무리하지 말고 호흡을 해보는 것이다.
또한 호흡을 하면 횡격막이 밀어줘야 하는데
대장이 밀리지 않아 폐압이 생긴다.
폐압이 생기니 등쪽과 어깨가 아프게 마련이다.
이때 45도 각도로 몸에 힘을 빼고
양무릎을 잡고 앞으로 구부리든지,
뒤로 45도 젖히든지 하면 횡격막이 부드러워져
횡격막이 내려가고 가슴에 압이 없어지면서
등줄기 통증도 풀린다.
수시로 등줄기가 아픈 것은
호흡의 변화가 올 때 생기며
단전이 열릴 때까지 계속 그렇다.
폐가 늘어날 만큼 충분히 늘어나면 아프지 않다.
수행은 폐활량을 키우는 싸움이기에
빨리 폐를 키워야 한다.
이 공부는 성인의 길을 뒤따라가는 것이다.
한호흡, 한호흡에 마음을 담아라.

근육과 신경은 별개이다

제자

스승님!
이완수행을 해나가면서
복근운동, 윗몸일으키기 등
근력운동이 도움이 되는지요?

스승

이완수행을 하면서 운동을 할 때
그것이 내 몸을 경직시키는지 이완시키는지
사색할 줄 알아야 한다.
근육과 신경은 별개이다.
신경이 살아 있으면서 근육이 형성되어야지
신경이 단절된 상태에서 근육은 오히려 해를 끼친다.
복근도 마찬가지다.
왕자를 새기든 옥자를 새기든 좋지만
신경이 살아있어야 한다.
신경을 모르는 상태에서

그 어떤 근육도 의미가 없다는 것이다.

신경을 먼저 살려야 한다.

신경이 죽으면 피도 흐름을 중단해 버린다.

정체를 한다.

심장에서 혈액이 처음 출발할 때는

강하게 밀려 내려오겠지만

모세혈관에 와서는

신경이 활발하게 움직여줘야

피를 빨리 통과시키는데

신경이 죽어버리면 혈액이 정체되어

활성산소를 유발하고 염증이 생겨

오히려 근육의 기능을 악화시킨다.

그러니 신경이 죽어있는 근육을

아무리 발달시켜 봐야 소용없는 것이다.

경직된 근육이 뼈의 변형을 가져온다

제자

스승님!
누워서 이완을 하다 보면
가슴이 앞으로 나온다는 느낌이 들 때가 있습니다.
의식을 두면 조금 더 나오는 것 같습니다.

스승

가슴이 나오려면
안에서 잡아당기는 근육이 놓아주어야 한다.
당기고 있는 한 나오지 않는다.
결국 문제는 근육에 있다.
근육이 안에서 심하게 굳어있다는 것이다.
뚝 소리가 몇 번씩 계속 반복되면서 가슴이 나오기 시작한다.
가슴이 통처럼 둥그스름하게 앞뒤좌우로 벌어져야 한다.
허리가 아픈 사람의 경우 그 원인을 찾아 들어가보면
허리뼈에 문제가 있는 것이 아니고
또한 대장에 문제가 있었던 것이 아니다.

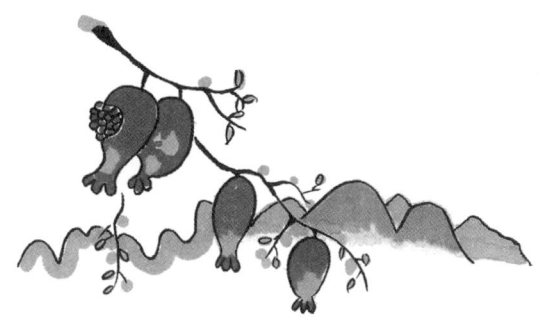

배곧은근육, 깊은근막 등 호흡과 관련된 근육을 보아라.

배곧은근육이 이렇게 앞에서 뭉쳐지면

뒤에 척추까지 근육이 당겨지겠지?

근육이 당기면 척추를 지나가는 신경까지 건든다.

그럼 디스크도 밀려 나온다.

디스크 환자들은 근육이 당기는 바람에

디스크가 돌출된 것이다.

결국 원인이 된 경직된 근육을 풀어주면

뼈는 원래대로 돌아오겠지?

방석을 고이고 원상태로 돌리는 것에는 이런 이유가 있다.

왜 수행자가 비수행자보다
염증이 기승을 부릴까?

제자

스승님!
예전에 몸을 모른 체 능엄주 독송에 너무 몰입해서
그 호흡이 제 몸에 자리잡아 요새도 급한 일 할 때면
숨을 안 쉬고 집중해서
일을 처리하고 있는 듯 할 때가 많습니다.

스승

수행자가 비수행자보다 염증이 많은 것은
한쪽으로 의식을 몰아가지고
몸을 이완시켰기 때문이다.
의식을 가만히 몰았을 때는 이완이 됐다가
의식이 들어오면 다시 경직되기 시작하니까
강하게 벌리려고 한다.
이때 부하가 탁 걸린다.
결국 이 찌그러진 몸통을 키우기 위해서는
벌리면서 의식을 놔야 되는데

수행자는 찌그러들면서 의식을 놓았다.

찌그러질 수 있는 데까지는 편안해진다.

보통의 수행자들이

수행의 맛을 보는 한계점이다.

그러나 그 한계가 넘어가면 몸에 부하가 걸린다.

이 부하를 못 견딘다.

이 몸을 찌그러뜨리면서 이완시켰기 때문에

자꾸 놓아주려고 한다.

그래서 수행자들이 계속 염증에 의해

괜찮았다가 좋지 않다를 반복하는 것이다.

결국 수행자가 더 일찍 죽는다.

벌리면서 의식을 놓아

찌그러진 몸통을 키우는 방법이

결국 흉부나 복부 뒷쪽을 고임하는 것이다.

흉부, 복부를 부지런히 이완하여

찌그러진 몸통을 먼저 펴는 것이 순서이다.

그래야 호흡으로 인한

에너지부산물－염증으로부터 해방된다.

이완만 해서는 수행성공이 불가능하다

몸을 어린아이 같이 만들어 자유롭게 늘였다 줄였다 해야 한다.
아이가 성장하는 과정에서 몸통을 계속 키워가는데
만약 아이가 커가며 폐가 클 때
어느 부위의 신경이 차단되면 곱추처럼 몸이 찌그러지는데
이때 몸이 고통스러워 신경이 살려달라고,
즉, 몸이 죽지 않게 해달라는 메세지가 마음이며 번뇌 망상이다.
일시적으로 정보나 상황에 따라 인체를 이완시켜 습이 들고
이것이 개인의 성향이 되어 개성을 보인다.
찌그러진 몸을 펴 신경들을 살려놓고 인체의 호르몬 분비 기능이
다 살아나면 생명유지 기능과 세포의 신진대사가 살아나
에너지원이 확보된다. 그러면 인체는 외부의 어떤 환경이나
대상에 관계없이 그대로 무심이 된다.
옛수행자들도 이처럼 수행을 해왔으나 과학적으로
증명할 수가 없었기 때문에 마음만 가지고 설명한 것이다.
그러니 온몸의 신경네트워크를 살리기 위해 찌그러진 몸을 펴라.
살아있는 세포와 죽은 세포의 신경을
나는 만져만 봐도 다 파악하는 기능이 살아 있다.
특히 단전부위는 더 확실하다.
사실 신경이 죽어도 세포는 죽지 않는다.

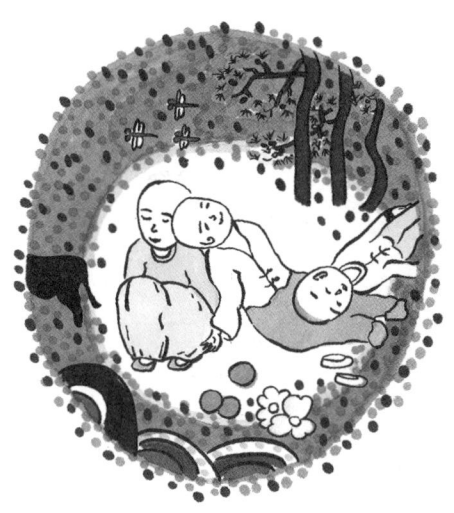

신경이 죽어 있는 상태에서 기형적으로 자라는 것이 암세포이다.
암세포가 자라면서 옆에 살아 있는 신경세포를 건드리니
통증이 오는 것이다.
흉부를 들어올리려면 세포분열이 가능할 때 해야지
더 이상 세포분열이 안되면 수행성공은 불가능하다.
그러니 무엇보다 죽어 있는 신경세포를 살리기 위해서는
반드시 수행물질이 필요하다.
담 걸리듯이 심한 통증이 올 때 죽은 신경이 서서히 살아날 때
주변세포들이 더불어 살아나면서 강하게 통증이 나타난다.
이완만 해서도 수행성공은 불가능하니
수행물질과 의식 내림으로 수행을 성공시킬 것이다.

비천수가 몸에
어떤 원리로 작용하는지 알아라

스승님!
비천수가 몸에 어떤 원리로 작용하는지요?

콧구멍과 복부가 무슨 연관이 있다고
비천수로 콧구멍을 건드렸는데 어떻게 배가 움직이는가?
코는 공기가 들어가는 통로인데
왜 폐는 움직이지 않고 복부가 움직이는가?
코의 입구를 건드림으로써
콧구멍이 벌어지고 오므려질 때 복부에서는
어떤 물리적 변화가 일어나는지 사색해봐야 한다.
들어오는 입구의 공기량에 따라서
복부가 어떤 역할을 하는가를 사색해봐야 한다.
숨이 들어올 때 흉부와 복부가 동시에 들어올려지면서
300cc가 들어오는 통로를 가진 콧구멍이 있다고 가정해 보자.
여기에 비천수가 들어가면 순간적으로 숨통로가 좁혀지면서

들어오는 숨의 양이 갑자기 100cc로 떨어져버리니

숨은 계속 쉬어야하기 때문에

흉부와 복부는 확장하기 위해 함몰되고 죽어있던

근막까지 들어올리려고 힘을 가하게 되니

'꾸르륵' 소리가 나고 이때 덕지덕지 붙어있던 농들이

복부를 들어올리고 공기를 빨아들이려는 강한 힘에 의해서

딱지 떨어지듯이 떨어져나오면서 호흡 통로가 열린다.

이런 걸 내가 체험을 해서 만들어낸 물질이 비천수이다.

어떤 사람은 농이 줄줄 나오고, 어떤 사람은 안 나오고 그렇다.

각각 나타나는 반응이 다 다르다.

이 안에 농이 잔뜩 붙어서 딱지같이 되어 있는 사람,

흐물흐물 농만 차 있는 사람, 통로가 막힌 사람,

신경이 다 죽어버린 사람도 있을 것이고

여러 가지 복합적 원인에 의해서

역시 복합적인 상황에 있을 수 있다.

진정한 도는 외부에서 어떤 절대적인 신이

인간의 능력을 일깨워주는 것이 아니라는 사실을 안다면

그리고 여러분 몸속에서 다 찾아야 된다는 것을 안다면

작은 것 하나라도 놓치지 않기 바란다.

옥침단이 몸에
어떤 원리로 작용하는지 알아라

제자

스승님!
옥침단이 몸에 어떤 원리로 작용하는지요?

스승

옥침과 단전 복부의 원리를 보자.
숨이 들어오는 입구 기도와 빨아당기는 부위 흉부, 복부가
서로 소통이 되어야 하고
들어오는 입구는 막혀 있고 복부신경만 살려도 안되고
들어오는 입구는 뚫려 있어도
복부신경이 죽어 있으면 안되고
그러니까 우리는 항시 생명을 유지하려면
들어오는 산소 공기량이 들어오는 입구와
빨아당기는 신경이 동시에 이루어졌을 때 가능하다.
이것이 동시에 될 수 있는 방법이 무엇일까?
옥침단, 이것의 작용이 참 오묘하다.
인체는 어떤 원리로 구성이 되고

에너지를 어떻게 유입시키는지, 병이 어떻게 오는지
이런 것들을 다 알았을 때 제조가 가능하다.
이것을 알기까지의 그 과정을 보고 비방을 얘기한다면
정말 보물 중의 보물이다.
부비동을 건드려서 통로를 열어주는 약재가 들어갔고
그 다음 뇌와 복부를 연결시켜 주는 시냅스 호르몬이 들어갔다.
기도만 열어서도 안되고 복부만 열어서도 안되기 때문에
둘 다를 동시에 건드린다.
옥침단은 몸이 이완되어 있는데
호르몬이 나오지 않는 사람이라면 바로 효과를 본다.
또 몸흉부, 복부은 이완되어 있는데
콧구멍이 고름으로 막혀 있었을때
이런 사람들도 고름 쏟아내면서 바로 효과를 본다.
효과가 없는 사람은 흉부, 복부도 굳어버리고
호르몬도 안나오고 콧구멍이 막혀 있는 사람이다.
그래서 이런 사람들은 굳어 있는 흉부, 복부부터
이완시켜주고 신경이 어느정도 살아났을때
이때 옥침단이 들어가면 효과를 본다.
이렇게 호흡통로가 열리고 호흡신경이 살아나면

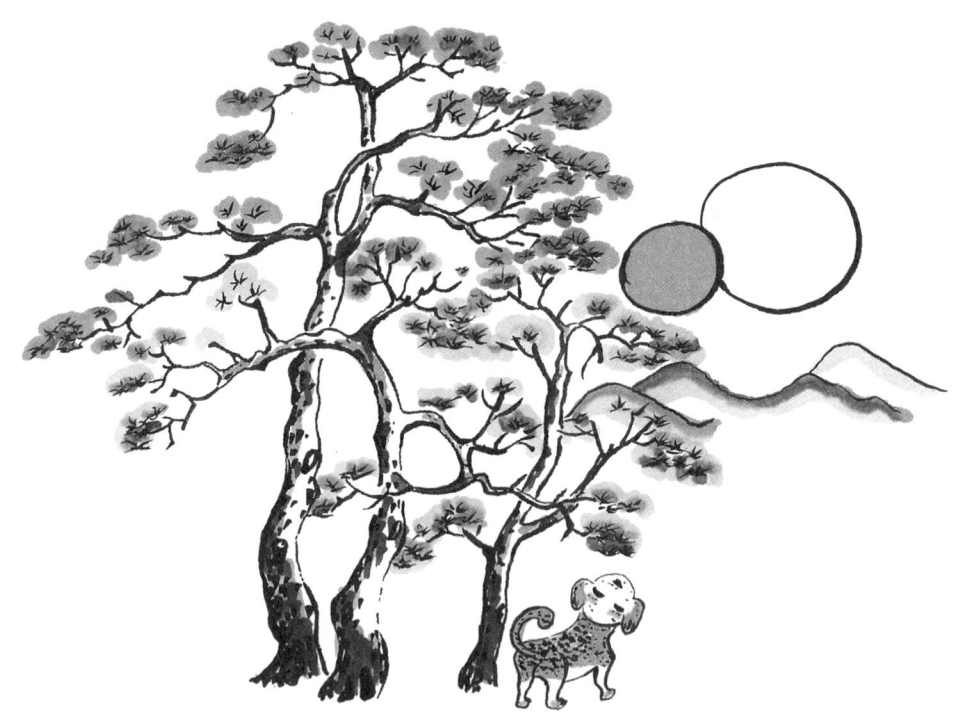

호흡이 깊어지는 것이다.

호흡이 깊어지니 산소가 혈액을 타고 왕성하게 공급되어

우리 몸안의 질병을 치료한다.

암세포도 산소가 들어가면 더 이상 증식을 하지 않는다.

의식을 탁 놓아 경직된 몸을 풀어주고

충분한 산소가 혈액을 타고 정신을 왕성하게 돌게 해주는 것,

이것이 모든 질병의 원천적인 치료방법이다.

이런 원리를 봤을 때

옥침단은 결국 모든 질병에 해당되는 명약이 되겠지!

모든 일의 숙제는 답을 풀고 나면 간단하지만

그것을 풀기까지는 얼마나 많은 고통이 따랐을까?

사람들은 그것을 볼 줄 모른다.

내가 쉽게 내어준다고 자신들의 잣대로

함부로 취급해서는 안된다.

설악산의 맑은 물을 소가 먹으면 젖을 만들고

뱀이 먹으면 독을 만든다.

물은 같은 물이나 어떻게 먹느냐에 따라서

부처를 만들기도 하고

더 깊은 상을 가진 중생을 만들기도 한다.

得牛

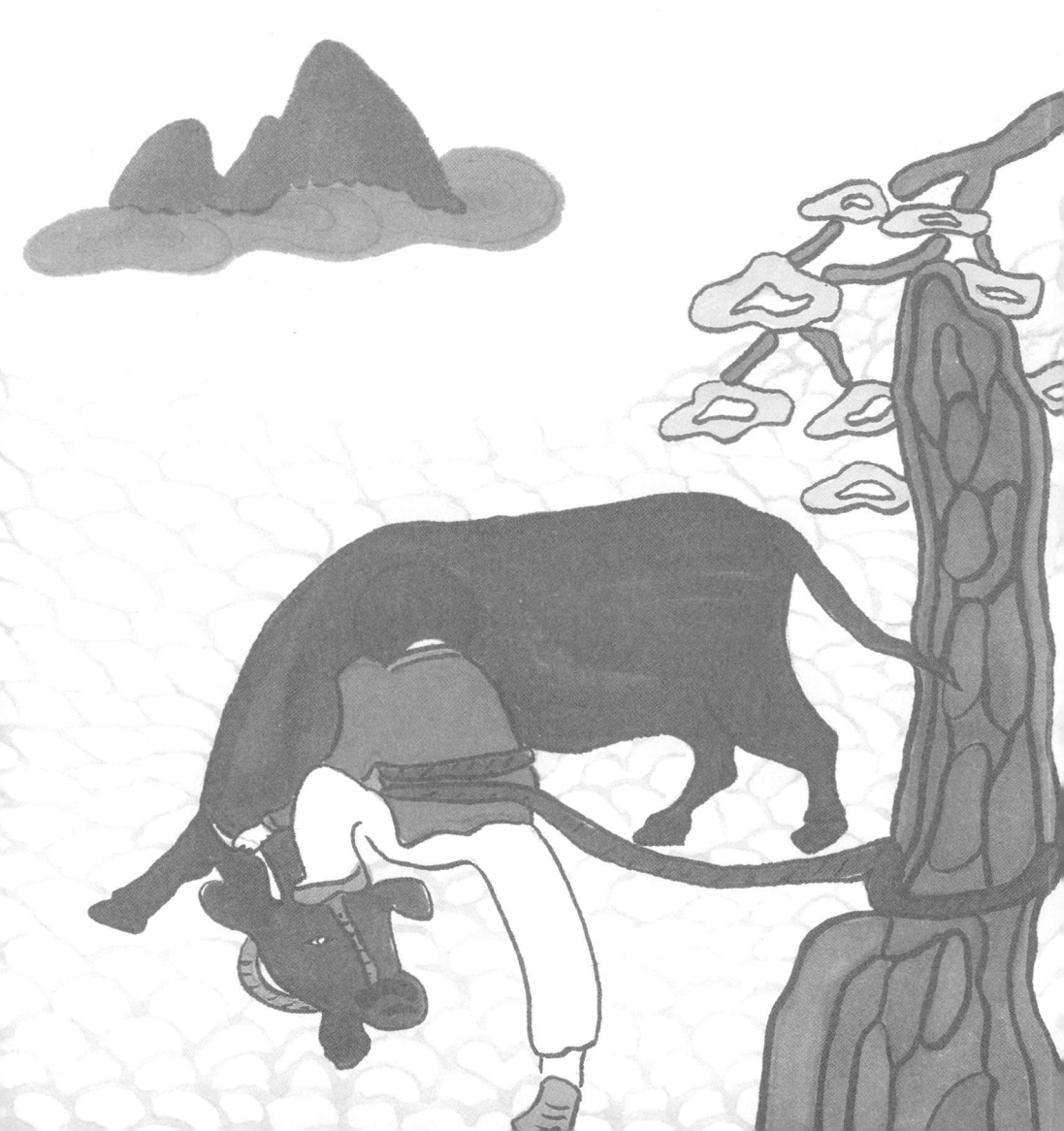

이완 모드, 경직 모드

제자

스승님!
어느 때는 숨이 잘 들어오고
이완도 잘 되고 마음도 평화롭다가
얼마 못가서 복부가 조여옵니다.

스승

이완 모드mode에서 경직 모드로 전환되는 이유를 찾아야 한다.
이완이 어느 정도 진행되면 번뇌가 일고 마음이 치닫고
몸은 조여오고 경직되고 하는 시기가 온다.
이때 어떻게 마음과 몸을 다루니 몸이 경직되고 이완되는지
유심히 살펴 파악해야 한다.
음식을 함부로 먹지 않았는지,
마음은 일어나지 않았는지,
몸의 자세는 어떠했는지…… 등등
이런 상황이 수행을 하는 동안 매번 반복되는데
대부분의 수행자들이 경직과 이완을 평생 반복하면서

수행의 벽을, 염증의 벽을 넘어서지 못한다.

이완 기간을 오래 지속하고 싶거든

이완 모드가 왔을 때 강하게 밀지 말고 유지를 잘해야 한다.

이완이 잘된다고 욕심을 내어 밀어붙이다 보면

다시 경직되어 온다.

몸이 경직 모드로 전환되면

염증이 기승을 부리며 마음이 치닫는다.

이 고개를 넘기가 참으로 어렵다.

밝은 스승이 없으면 앞으로 나아가지 못한다.

스승의 경험과 요령을 본인이 체득하여 터득하면

그때부터는 수행이 일취월장한다.

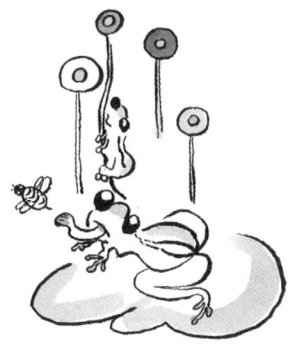

기도가 타통되었는데
왜 마음이 편해질까?

제자

스승님!
지난밤 이완 도중 오른쪽 콧구멍이 뻥 뚫리면서
머리, 목구멍으로 찌릿한 느낌이 들고
물냄새가 나기도 하였습니다.

스승

기도를 뚫어주려면
기도와 식도를 같이 볼 줄 알아야 한다.
식도에 생긴 염증이 번져서
기도에 염증이 생기는 것이다.
식도 안으로 들어가면 시궁창이다.
생각해 보거라.
평생을 살면서 지저분한 것이 많이 드나드는 곳이 식도다.
이완될 때 식도 안에서 나오는 것을 보면 끝이 없다.
기침으로도 나오고 줄줄 흘러서도 나온다.
그렇게 이물질이 나오고 부드러워지면 숨구멍이 넓어진다.

식도를 보호하려면

산을 유발시키는 음식을 줄여줘야 한다.

가스가 많이 찬다는 것은

위산도 많이 나온다는 것을 의미한다.

가스가 차면 그 압력에 의해서

그륵그륵 트림이 올라올 때마다 염증이 기승을 부린다.

식도의 염증이 기도는 물론

갈비뼈로 번지면 갈비뼈도 굳어간다.

그럼 이완이 되지 않는다.

기도가 타통되었는데 왜 마음이 편안해질까.

이것은 갈비뼈가 이완되었다는 것이다.

갈비뼈가 이완되면서 공간이 넓어진다.

흉압 복압이 낮아지면서 들어오는 산소의 양이 많아진다.

뇌가 안정을 찾으면서 마음이 편안해진다.

인체의 메커니즘이 이런데도

언제까지 마음만 붙들고 수행할 것인가?

점차적으로 몸을 살려가라

제자

스승님!
오전 좌선 중에
그동안 왜 그렇게 유독
마음이 그렇게 치달아 힘들어했을까?
수행이라는 것이 서서히 뇌의 세포를 살리는,
점차적으로 몸을 살리는 것이라고 배웠는데
순간적으로 마음을 놓음으로 해서
몸의 전기능이 돌아올까?
의문이 들어 여쭈어 봅니다.

스승

사람에 따라서 호르몬 분비능력이
원래는 100이었는데 80 가지고 있는 사람이 있고,
70 가지고 있는 사람이 있다.
50……, 10……. 어떤 생활을 했는가에 따라
호르몬 분비기능이 떨어진 사람이 있다는 말이다.

10까지 떨어진 사람은

그것을 다시 재생시키기까지 많은 시간이 걸리겠지?

그러나 80까지 떨어진 사람은 어떻겠는가?

금방 회복할 수 있는 것이다.

기존에 이완시켜주는 호르몬이 나와주고 있기 때문에

원료를 바탕으로 빨리 회복을 한다.

그래서 나머지 잃어버린 20을 찾을 수 있다.

그러나 90을 잃어버리고 10만 남은 사람은

얼마나 몸이 굳어져 있다는 말인가?

10에서부터 11, 12……, 20, 30……, 50…… 갈 때까지

얼마나 고통스럽겠는가?

그러나 50을 넘어서면 그 고통의 강도가 줄어들고 빨리 가겠지?

그래서 시소게임이라 한 것이다.

이와 같이 인체의 호르몬도 많이 굳은 사람일수록

그것을 회복하는데 많은 시간이 소요된다.

또 많이 굳었다는 것은

마음을 놓는다는 것도 어렵다는 것을 의미한다.

탄력을 받을 때까지 엄청난 고통을 받지만

올라가면 올라갈수록 힘을 받기 시작한다.

인체가 스스로 살아나게 하려면
근막을 놓치지 말라

조용히 크는 아이들은 조금 미련해 보이는데
이런 아이들이 이완이 잘되고 머리도 좋아서
부모가 대하는 것에 따라 쉽게 경직된다.
인류의 고정관념이 모두 어긋나 있다.
수행할 때 중추신경라인과 호흡신경라인을
함께 이완시키고 근막을 놓치지 말라.
등창이나 고름은
근막이 굳어 혈액이 소통되지 않으면 생긴다.
인체는 근막, 근육, 진피, 표피가 덮고 있는데
근막이 살아나야 신경이 살고 조직이 산다.
척추가 바로잡혀야 하지만 근막이 관건이다.
옆구리에서 근막이 굳기 시작하면
허리는 금세 구겨진다.
육체적으로 장애를 입는다 해도
수명이 단축되지 않는 건 세포의 생명력 때문이다.
세포까지 공급되는 혈관,
면역체계를 관장하는 림프관,
조직들 사이의 조직액까지 모두 근막의 영향을 받는다.
근막이 굳으면 소통이 되지 않고,

세포의 신진대사가 무너져

인체 말단기관이 허물어지니 병들고 고통받는다.

척추를 이완시키는 호르몬이 있는데,

이 호르몬이 24시간 계속 나오느냐가 핵심이다.

이 원료가 되는 음식을 넣어주어야 하고,

의식으로 분비되는 코티졸경직호르몬과 같은

스트레스호르몬을 제어해야 한다.

결국 척추를 이완시키는 호르몬을 나오게 해야 한다.

그러니 음식이 또 중요하다.

그렇다면 음식을 흡수할 소장기능이 살아있어야 하고,

소장이 살려면 복부 경직을 풀어야 하고.

복부 경직이 풀리려면 척추가 이완되어

잡고있는 복부를 놔주어야 하는데…….

이렇게 인체의 메커니즘이 맞물려 돌아가는데

이 흐름에서 무엇이 먼저인가?

그래서 수행은 쉽지 않다고 한 것이다.

목을 당기는 주범이 근막이다.

근막이 살아야 신경이 살고,

세포들이 염증을 다 치료해야 힘이 생기고,

근육이 이완되어야

비로소 척추가 제대로 서고 힘이 생긴다.

숨을 들이킬 때 갈비뼈가 벌어지는데

이때 근막을 끌어당긴다.

숨을 쉴 때도 갈비뼈가 올라갈 때

복부도 덩달아 내밀 듯 숨쉬는 것이 아니다.

갈비뼈가 벌어지며 올라갈 때

횡격막이 밑으로 내려오도록

배가 힘을 빼주듯이 놓아주는 것이다.

그러니 의식으로 잡고있는

복부가 이완이 되어 흉부를 놓으려면

의식을 놓아 힘을 빼주어야 한다.

이때 복부 아래 근막이 당기면 배꼽이 웃는 모양이 되고,

옆구리와 복직근이 서로 당기면 배꼽이 일자 모양이 된다.

그래서 배꼽 모양만 보아도

사람의 마음가짐을 알 수 있는 것이다.

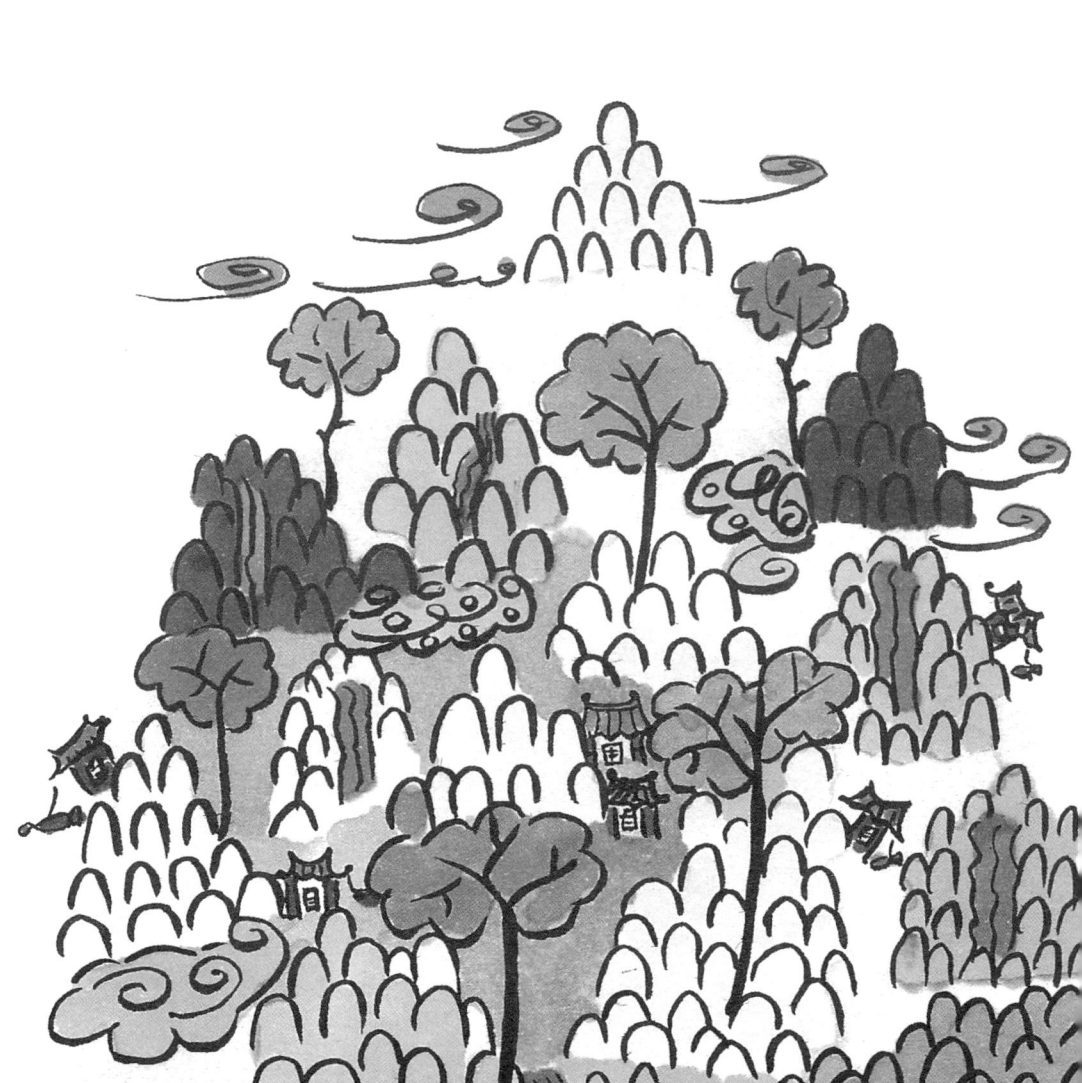

좋은 차가 몸에
어떤 원리로 작용하는지 알아라

스승님!
지금보다 몸이 훨씬 안 좋을 때
차를 마시다 보면
몸이 휘청거리면서 졸린 것 같기도 하고,
이완이 되기도 했었는데요.
도반님들께서 차 기운에 치인다 혹은
차 기운이 강해서
몸이 못 견딘다 하고 표현을 하시는데
어떻게 보아야 하는 것인지요?

스승

차 기운을 못 견디는 것이 아니다.
굳은 몸에 따뜻한 차가 들어가니
몸속 염증이 신경을 움켜쥐고 있던 것이,
항산화효소가 듬뿍 들어간 차의 성분에 의해
염증이 제거돼 신경 기능이 살아난다.

굳었던 부분이 풀어지고 이완이 되면서
몸이 흔들거리고 떨리기도 하였던 것이다.
신경이 고갈된 사람일수록 그런 현상을 많이 겪는다.
예를 들어 80이라는 호르몬이 분비되고 있던 사람이
이 차가 들어가서 20을 더 만들어내도
크게 반응을 못 느끼겠지만
10, 20 정도 나오던 사람이
좋은 차가 들어가서 순간적으로 몸을 이완시키고
좋은 호르몬이 울컥 쏟아지면 아찔하겠지?
호르몬이 분비되면서
차단되었던 신경과 신경을 연결해준다.
정말 이롭다.
많이 마시거라, 좋다.
인체를 보기 때문에 좋은 차가 들어가서
어떤 원리로 작용하는지 아는 것이다.

체정식이 몸에 어떤 원리로
작용하는지 알아라

제자

스승님!
체정식을 먹을 때
제가 위가 안 좋아 분유는 빼고
신선식만 먹었는데
속이 너무 미식거립니다.

스승

인체의 핵심은 소장이다.
소장이 함몰되면 모든 시스템이 정지된다.
소장에서 모든 영양분이 흡수되어
피를 타고 간을 통해 심장에서 뇌로 가서
호르몬을 분비하게 되는데
소장기능이 차단되면 호르몬 분비능력이 차단된다.
호르몬 분비능력이 차단되면
저 아래 단전에서부터 호흡신경이 점점 죽어
인체는 그에 따라 호르몬 생산능력이 점점 줄어드는 것이다.

소장을 살리려면

호흡신경이 살아서 호흡근육을 풀어줘야 한다.

그러려면 호르몬이 필요한데

소장이 죽어 호르몬이 나오지 않으니 해결방법이 없다.

이때 호르몬이 듬뿍 들어있는 체정식을 먹어

소장기능을 살려야 한다.

체정식이 무엇을 의미하는지 감이 오는가?

그럼 보자,

체정식에는 신경전달물질인 호르몬이 들어가는데

이것이 호흡근육을 급격하게 움직인다.

호흡근육이 급격하게 움직일 때

장기는 비상사태라 판단하여 분비물을 쏟아내는데

이것이 위산이고

그것이 메스꺼움을 일으킨 것이다.

어혈주가
몸에 어떤 원리로 작용하는지 알아라

제자

스승님!
아침 좌선시 무언가 부자연스러웠는데
오늘 아침엔 통호흡이 쉽게 되었습니다.
아주 편안했습니다.
어혈주를 3일 연속 마시면서
수행이 굉장히 앞당겨지는 것 같습니다.

스승

근막만 살려도 호흡이 많이 살아난다.
순서를 보면 근막이 먼저 죽고 신경이 죽거든.
그래서 이완으로 근막을 풀어주면
처음에는 신경이 죽어있어 통증이 없었는데
통증이 오기 시작한다.
이때 신경이 살아날락말락하면서
답답증도 많이 느낀다.
모세혈관까지 신경이 살아나서 움직여줘야

혈액이 공급되며 세포가 살아나는데
뭉친 어혈을 어혈주가 들어가면서
피를 묽게 하니까
혈액이 모세혈관까지 원활하게 공급되며
세포들이 살아난다.
그러니 수행에 얼마나 도움이 되는데.
굉장히 빠르게 된다.

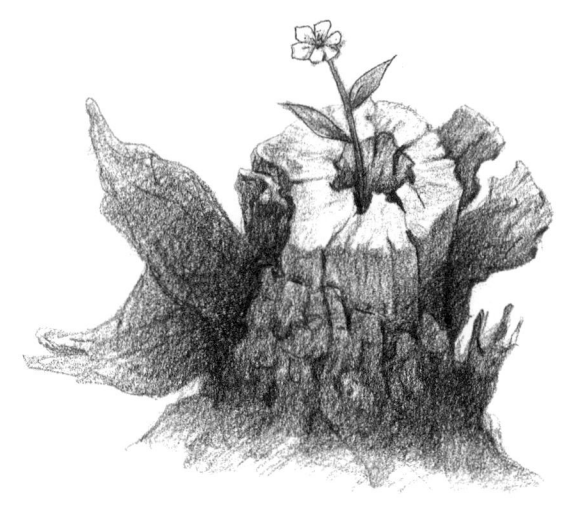

牧牛

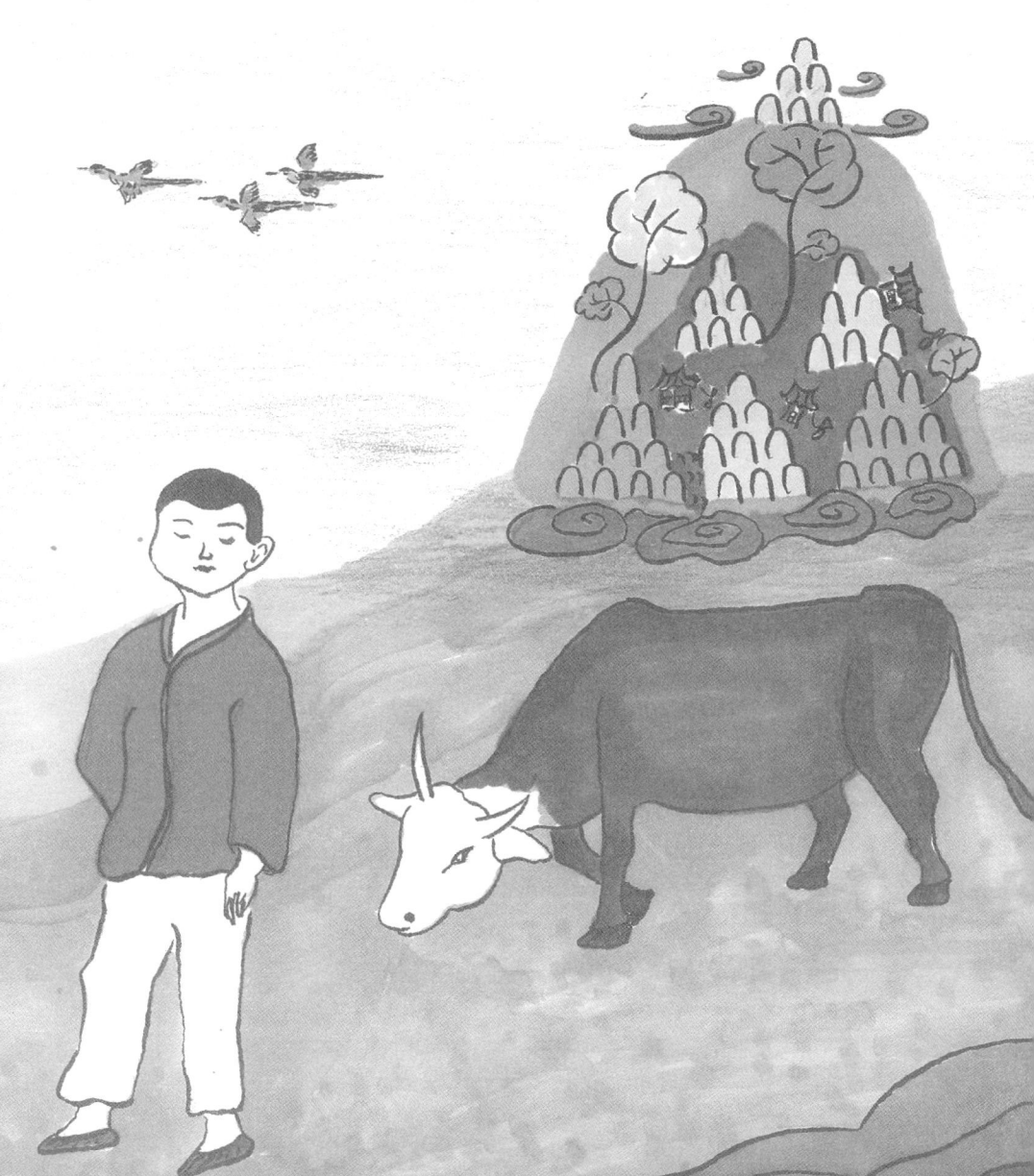

감성주의자가 되면 수행이 되지 않는다

사람들은 모두 자기 생명이 귀하다.

자기 목숨 귀하지 않는 사람이 어디 있겠는가?

그러니 내게 한번 의지하기 시작하면

나도 그 생명줄을 잡으려고 쫓아가게 될 것이다.

예전에도 법을 펼치려 할 때

그런 적이 있기에 난 조심스럽다.

환자나 가족들은

대부분 환자가 죽은 뒤에 위로를 해줘야 하는데.

죽은 자는 죽은 것이고 산 목숨은 편안하게 해주어야 한다.

이것이 법이다. 사람들은 죽은 자에 대한 측은지심이나

자비를 부처라 하겠지만 부처는 살아있는 자들을 위해

사는 동안 평화롭게 살도록 존재하는 것이다.

그러나 죽음을 향해가는 환자나 가족은

내게 무조건 의지하려 하는데

죽음을 막을 도리가 나에게는 없다.

저 윗 동네 개들은 1년을 넘게 내가 포행하면서 보는데

여전히 짖는다. 그래서 내가 바라보며

"너네 그동안 나를 매일 보면서도 매일 그렇게 짖냐?

그래 얼마나 짖는가 보자." 하고 바라보면

스르르 멈추고 내 눈을 피하는데,

말 못하는 짐승들이 차라리 나를 더 잘 알아본다.

인간들이야 의식이 강하게 잡고 있으니

오히려 본질을 보지 못하잖은가!

여러분들은 좋은 글을 읽으면 감동이 일어나는가?

수행자에게 그것은 금물이다.

그런 감정으로부터 벗어나

어디에도 물들지 않아야 한다.

좋은 글에 따라서 감응하고 느끼고 하는 것은

철저한 감성주의로 그것은 유심자들의 놀음이다.

그러니 따라서 움직이면 수행에는 독이 된다.

환경과 대상에 따라 움직이게 되니 감동을 하는 것이다.

사람들은 그런 유심을 움직이는 글을 좋아하지만

수행을 하는 목적이 원래의 무심을 찾고자

감성 색·수·상·행·식으로부터 벗어나기 위한 것임을

명심하여 흔들리지 말아라.

감성주의자가 되면 수행이 되지 않는다.

그래서 좋은 글과 지혜로운 글은 다르다.

말도 역시 좋은 말과 지혜로운 말이 있지.

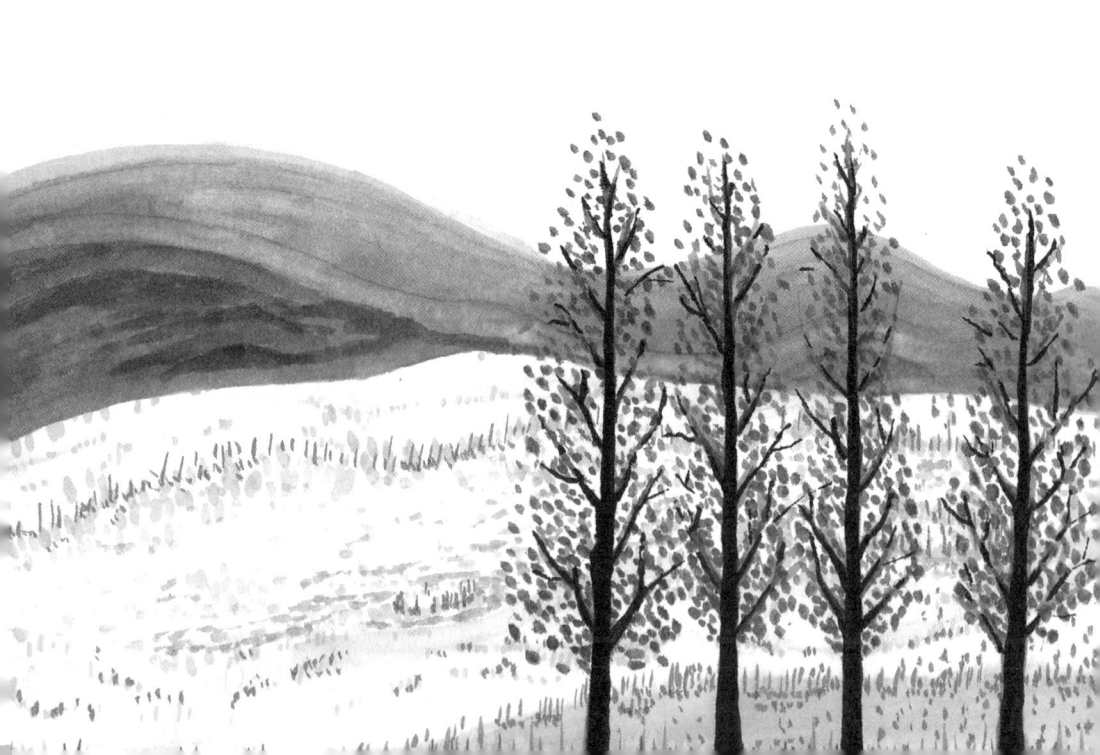

그러나 무심에 대해 알지 못하니
많은 유심자들은 착각하거나
자기 생각과 맞지 않으면 받아들이기가 어려워
습을 고치기가 어려울 수 있다.
좋은 글과 말과 행동이 사회의 귀감이 되고
복되고 사랑이 담긴 것을
왜 느끼지 말라는 걸까 하고 이해가 가지 않기도 할테지만
진리는 그런 것으로부터 사람들이 고통을 받는다는 것이다.
그것으로부터 계속 고통받아 왔으나
고정관념에 따라 분별심이 올라오며
자신을 괴롭히며 또 무딜대로 무뎌진 본성은
그것을 취하며 마치 오랜 세월 때가 묻어
이제는 때인 줄도 모르고 좋다 하는 것과 같다.
그러니 세상의 모든 글은 다 필요 없는 글이다.
경전조차 보지 말라 하는데…….
바르게 깨어 있어라.

좋은 것도! 나쁜 것도! – 시냅스의 양면성

뇌에서는 모든 신경이 수상돌기에서
또는 시냅스에서 증식도 하고 소멸도 한다.
이 신경은 반복과 학습으로 생성되며
사용하지 않거나 신경전달물질이 부족하면 사라지는데
함몰된 신경을 의식으로 살려내려면
호르몬도 적절하게 분비되어야 한다.
호흡신경을 살려 인체를 본신으로 돌리려면
먼저 근막과 근육을 살려야 하고
시냅스도 형성시켜야 한다.
또한 신경전달물질호르몬이 필요하고,
의식을 이용하여
반복학습인식과 행동으로 시냅스를 살려야 한다.
시냅스가 의식이고 시냅스가 뇌다.
신경, 근막, 근육, 호르몬, 의식
이 5대 요소를 완벽하게 구축한 자가 부처다.
수신오도의 수행법은
이 5대 요소를 완성하는 것이다.
시냅스는 좋은 의식으로 의념을 두어서
그쪽으로 시냅스가 증가하면 할수록 그만큼

나쁜 스트레스를 만들어내는 시냅스도 같이 만들어진다.
좋은 습을 들이면 좋은 수상돌기만 나올 것 같지만
지나치면 옆에 같이 붙어있는 나쁜 수상돌기가 작동해
나쁜 호르몬도 만들어낸다.
수행은 결국 좋은 일만 의식으로 자꾸 몰고가서
그 시냅스만 만들어내지 말고
이것을 제어하라는 것이다.
즉 의식을 좋은 쪽으로든 나쁜 쪽으로든
한쪽으로 치우치게 만들려고 하지 말고
고요히 이 시냅스가 제대로 활동할 수 있도록
호르몬을 제대로 공급시켜주면
기존에 가지고 있던 시냅스만 가지고도
충분히 평화를 누리며 살 수 있다.
수행을 통해
우리 인간들이 진화되어 오는 과정에서 만들어진
잘못된 설계도를 바꿔줘야 한다.
시냅스가 바로 본성이다!

자유로 가는 길목에서 1

쉽게 드러내지 말고 익혀라.
앞서간 사람들은 자네들이 상을 드러내는 순간
놓치지 않고 보고 있다는 것을 알아라.
그러니 상을 드러내지 마라.
그저 몸의 변화를 솔직하게 표현해야지.
표현하는 방법만 보아도 상이 보이기 때문에
다만 자유롭게 변화를 표현하라는 뜻이다.
당연히 수행하는 과정에서 가다말다도 하고
부딪치고 넘어지기도 하며,
신비한 체험도 하고 고비도 있는데
그런 것은 자신만의 현상이 아니기 때문에
마치 특별한 경험인 듯 자신만의 것인 듯
상을 내지 말라는 것이다.
선도반들은 다 겪고 넘어간다.
사람마다 경직도와 신경부위의 차단 정도에 따라
솔방울샘의 활성화에 따라
성선의 차단 정도에 따라
대뇌의 활성화에 따라
호르몬의 분비에 따라 각각 다르다.

그것은 물리적 변화에 따라 나타나는
마음의 작용 시냅스, 의식의 신호 인데
수행 과정 중 변화되는
마음의 작용으로 인한 상을 드러내지 말고
자신을 고요히 가라앉혀
자신을 드러내거나
자신을 인정받으려고 하지 말라는 것이다.
훗날 이런 상을 누른다는 것이 힘들긴 하여도
스스로를 회광반조 回光返照 하여
일어나는 상을 누르는 이런 반복학습을 통해
자신을 제어하는 힘과 내면의 힘을 키울 수 있다.
이런 하심의 방편이
자신의 상을 누르도록 가능해지면
자신을 다스리는 힘이 차츰 생기게 된다.
그래야 의식이 사라진다.
그래야 몸이 이완된다.
이와 같은 연습을 통해 자유로워지는 것이다.

자유로 가는 길목에서 2

배꼽만 보아도 배꼽 아래로 죽은 사람과
배꼽 위로 죽은 사람이 있다.
배꼽 아래가 살아 있는 경우는
일반인하고 수행 느낌이 다르다.
배꼽이 열리게 되면 그 느낌이 폭발적이다.
이럴 때 뇌에서는 끝없이 호르몬을, 환경을 요구한다.
그러니 환경이 맞아 떨어지면
몸이 축 늘어지며 생각이 사라진다.
이때 온몸에 땀이 비오듯이 쏟아지고
대뇌에서는 모르핀 호르몬이 분비되며
생각이 사라진 황홀한 순간이 찾아온다.
그러나 과한 것은 모자람만 못하다.
강한 몰입으로 다시 경직된다.
체득을 통해 몸이 부하가 걸림을 알고 밀면
부하의 참모습을 알게 되어
밀면서도 부하가 덜 걸리게 하는 방법을 터득하게 되고
차츰 부하가 걸리지 않는 쪽으로 수행을 몰고 간다.
의식을 넣어 몰입을 하는 것도 수행,
이 의식을 놓아 주는 것도 수행,

이런 것을 인체를 통해 전반적으로 느끼면서 가는 것이
깨달음으로 가는 과정이고 수행 과정이다.

조금 된다고 몰아붙이면 부하가 걸린다.

앞선 선도반에게 묻고

인체를 보고 적절한 조화를 이루는 것이 훨씬 현명하다.

내면에서 일어나는 몸과 마음의 변화를 포착하라.

안으로 내면으로 눌러라.

상대들이 좀 알아본다고 경망스럽게 행동하지 마라.

조금 몸에서 벌어진다고 다 드러내면 하심이 안된다.

조금 비운다고 고생고생 했는데

단계마다 이러한 경우가 반복되는데

자신의 내면과의 싸움이고 의식과의 싸움이고

이것을 통해 몸과 마음의 이완을 향해

비워가는 것이 수행인데

매번 이런 경계에서

자신을 제어할 기회를 삼아 정진하라.

이것이 알찬 모습이다.

횡격막과 식도의 인장력을 조심하라

제자

스승님!
요즘 아이들과 직장문제로 힘들었는데
복부가 경직되고 가슴도 답답하면서
숨이 잘 들어오지 않습니다.
자꾸 마음이 일어나면서 통제되지 않습니다.

스승

수행이 깊어지면서
위장과 대장이 아래쪽으로 내려간다.
이때 횡격막과 관련된 신경과 근육들이 이완된다.
식도는 횡격막과 연결되어 있기 때문에
당연히 아래쪽으로 내려가게 된다.
수행 과정에서 어느날 호흡이 깊어지면서
위와 장이 내려가고 횡격막도 내려가는 것을 느끼는데
고통스럽고 힘겨웠던 수행이 빛을 보는 시기이기도 하다.
그러나 빛으로 가는 길목에서 마장이 주는

마지막 선물이라는 것을
꿈에서 조차 짐작하지 못한다.
참으로 위험한 시기이다.
위장을 비롯해서 횡격막과 식도에 이르기까지
호흡과 관련된 장기들이 이완되고
들숨 때 폐와 장기들이 아래쪽으로 내려가고
날숨 때는 제자리로 돌아오는데
이와 같은 현상이 매번 호흡할 때마다
내려갔다 제자리로 돌아오는 과정에서
원래의 자리보다 위쪽으로 더 올라붙기도 하는데
이는 횡격막과 식도 그리고 위와 대장의 인장력 때문이다.
원래의 자리보다 더 위쪽으로 올라붙게 되면
폐와 심장이 있는 흉부는 점점 압력을 받게 되고
압력을 받으면 인체는 경직되어
모든 장기가 굳어버린다.
또한 스트레스호르몬이 분비되어 혈관이 좁아지고
심장의 박동은 빨라지며 모든 민무늬근육은 수축된다.
이런 상태가 발생하면 수행자는 긴장하게 되고
더 깊은 호흡을 하려고 들숨을 강하게 해보지만

숨은 들어오지 않고
가슴이 답답하고 어깨가 결리고
위장과 대장이 굳어버리면서 변비가 생기고
위장 기능이 떨어진다.
얼굴과 목 주변의 피부가 거칠어지고
코와 입속에는 염증이 기승을 부리고
심하면 머리가 조여오는 고통을 느낀다.
호흡이 깊어질 때는
횡격막을 비롯한 모든 장기들이 올라붙지 못하도록
들숨을 깊고 길게 하여 아래쪽으로 밀어야 하는데
너무 강하게 밀지 말아야 한다.
조심해야 할 것이 또 있다.
음식이다.
음식을 조절하지 못하고 아무 음식이나 과식하면
위산이 과다 분비되어 대장에 가스가 차고
위산이 식도 쪽으로 역류하게 되어
식도에 염증이 발생하여 오그라들고
식도와 연결되어 있는 횡격막은
위로 올라붙어 내려가지 못한다,

참으로 수행 과정에서 위험하고 중요한 시기이다.
이런 일련의 과정들을 이해하고 안다고 해도
혼자서 넘기가 힘든 시기이니
밝은 지도자를 찾아 지도를 받는 것이
가장 바람직하고 안전하다.

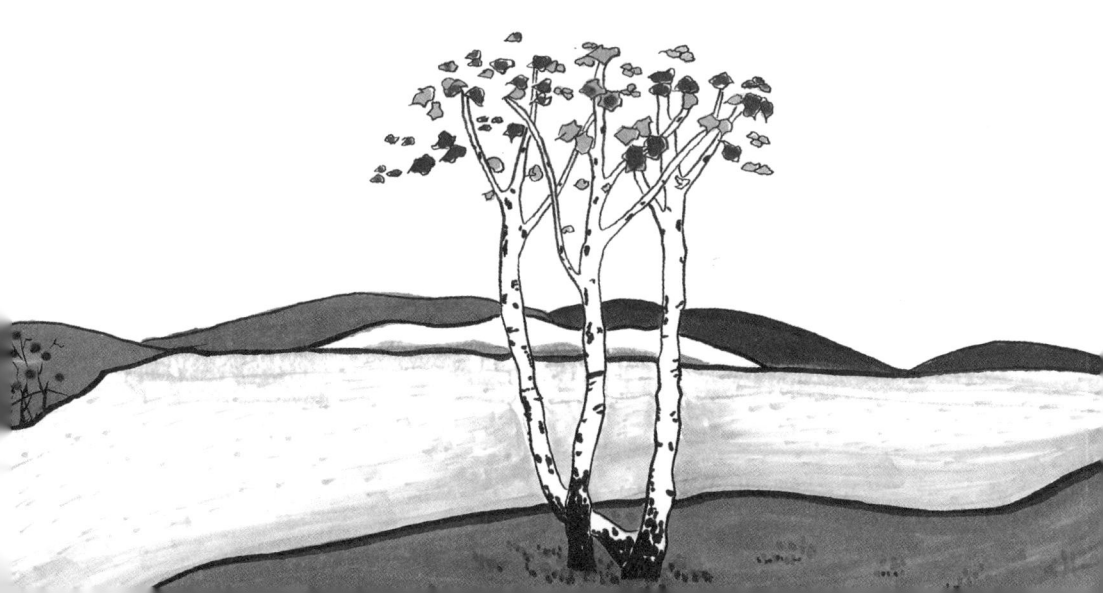

騎牛歸家

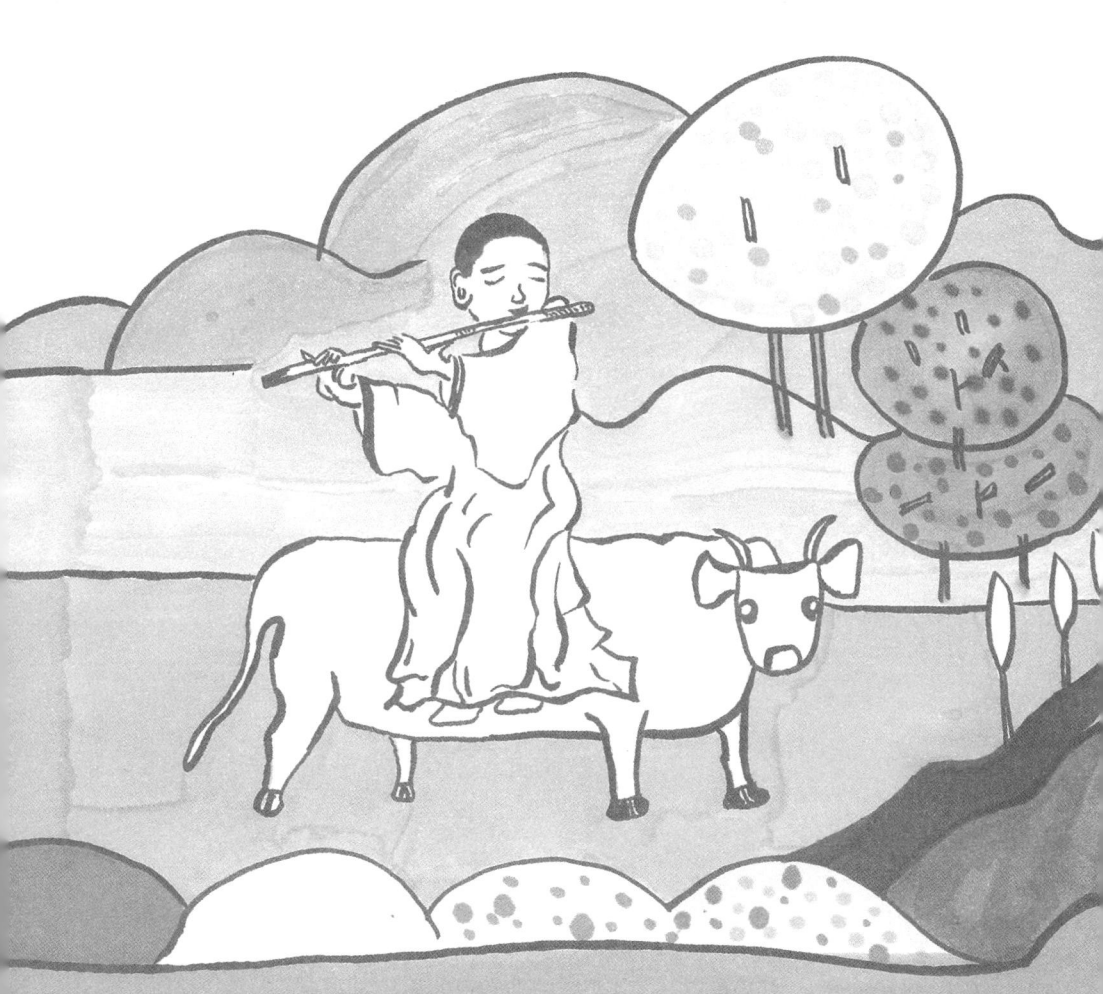

본래 마음은 없다

스승님!
몸이 먼저입니까?
마음이 먼저입니까?

그 말은 질문이 될 수 없다.
본래 마음은 없다.
몸이 어린아이처럼 이완되어
그 세포들이 평화로움에 젖어 있다면
즉 행복호르몬이 충분히 분비되고 있다면
설령 상대가 오물을 퍼붓는다고 해도
몸은 마음을 만들어 내지 않는다.
실체는
모든 괴로움이라는 것은
결국 몸이 만들어낸 고통이다.

그것이 무엇이든

마음이란 다 몸에서 벌어진 것이다.

진리의 차원에서 마음은 없다.

그런데 인류는

그 실체 없는 마음때문에 괴로워하고

자신의 생명을 병들게 하고 있다.

옛 부처의 말이 다 맞다.

다만 그 시대에는 과학이 발달되지 않아

몸에서 만들어지는 고통이란 것을

마음으로 표현한 것이다.

우리가 마음이라 부르는 것은

몸이 만들어낸 그릇된 정보이다.

이것이 21세기 과학시대에

마음을 설명하고 표현하는 방식이다.

그것은 몸이 만들어낸 그릇된 정보일 뿐이다.

그릇된 정보때문에 고통받지 말거라.

그래서 자꾸 몸 먼저 들여다 보라고 하는 것이다.

그릇된 정보를 만들어내는

그 찌그러진 몸부터 먼저 바로잡아라.

생각과 마음을 분리시켜라

스승님!
수없이 '내려놔라' '내려놔라' 하고 말을 하는데
굳은 사람들은 그것이 어려워 힘들게 가는 것이고
덜 굳은 사람들은 그 내려놓으라는 말을
직접 체험하면서 빨리가는 것인가요?

그래.
상이 찌든 사람들은 내려놓기 힘들 것이고
상이 별로 없는 사람은 빨리 내려놓을 것이고
수행자마다 다른 것이 그것이다.
그걸 업이라 하지?
업이 많은 사람은 내려놓기가 힘들 것이고
업이 얼마 없는 사람은 들어내기가 쉬울 것이고
정보가 가득한 사람은 힘들 것이고
정보가 별로 없는 사람은 쉬울 것이다.

대부분의 사람들은

마음과 정보가 같이 붙어서 가지만

수행이 되면 마음과 정보가 분리되어 버린다.

마음과 정보가 같이 가던 것이

그 속에서 마음이라는 것이 조금씩 조금씩 사라져간다.

정보에서 마음으로 가는 연결통로가

조금씩 사라져가니까

나중에는 그 연결시스템이 차단되어 버린다.

그렇다면 정보가 아무리 많아도 마음이 일어나지 않으니

결국 머릿속에서는 정보가 살아 움직여도 기억하고

천재가 되어가도 마음이라는 것은

전원이 차단된 것처럼 일어나지 않는 것이다.

얼마나 살기 편할까?

생각과 마음이 다른 것인데

우리는 같이 가도록 길들여져 버렸다.

고로 생각은 마음이라고 알고 있다.

아니다.

각자는 생각과 마음이 분리되어 있다.

참으면서, 이완하며, 해소하라

뇌신경의 차단이란 것이 가능한가?
생각을 끊어내겠다는 의지가 몸을 더욱 경직시켜
뇌신경을 크게 손상시킨다.
그것이 참는다는 것이다.
번뇌가 사라진 것이 아니라
흙탕물에 찌꺼기가 가라앉은 것이다.
가라앉은 것은 참는 것이다.
깨달음에 이른 수행자는
가라앉은 찌꺼기가 다 빠져나온 상태이다.
참는 것은 흔들면 일어나지만
깨달은 자는 흔들어도 일어나지 않는다.
참는다는 것은 인체에 부하가 걸린다.
참는 것에 익숙해져도
뇌는 습이 들어 몸을 망치게 된다.
참는 것이 좋으냐 아니면 일어나는 대로
품어내는 것이 좋은가를 보면 둘 다 좋지 않다.
그러니 수행을 하면서 참아야 한다.
참으면서 이완을 통해 몸에 부하를 해소시켜주면
어느 정도 수행해 올라왔을 때

참음으로 일어났던 부하가
이완수행을 통해 해소하며 수행한 힘 때문에
괴롭지 않게 점점 편하게 뇌에 습이 들어간다.
그러나 마음이 일어날 때 원인을 파악해서
일어나지 않도록 수행하여
본성을 찾아가야 하는 것이 정상인데
아직은 비정상이기 때문에 일어나는 것임을 알아
무엇이 비정상인지 분석하고 참으면서 원인을 찾아
근본 원인을 소멸해야 한다.
일어날 때마다 참지 못하고 풀어내면
본성에 때가 묻고 그것이 인과응보를 낳는다.

오래 살고 늙지 않게 하는 방법

제자

코 성형을 하여 보형물을 넣었는데
이것을 빼야 하는지요?

스승

코는 신경다발지역이다.
코에 인위적으로 삽입한 보형물이
인체의 신경을 차단하거나 성형 중 손상시킨 신경으로
인체의 뇌와 몸은 경직되어간다.
경직되어 몸통이 움직이지 못하면
에너지를 확보하기가 힘들어지니
더욱 들어올리려고 부하가 걸린다.
세포가 힘을 강하게 주면
에너지부산물피로물질, 젖산이 나오는데
그것이 인체를 경직시켜, 호흡할 때 소모되는 에너지 소비량이
격렬한 운동을 할 때 소모되는 에너지 소비량보다 훨씬 많다.
즉 호흡할 때 소비되는 에너지가 인체의

그 어떤 에너지 소비량보다 에너지를 많이 소비하고
그에 따른 에너지부산물도 많다.
원래의 인체는 몸통 전체를 이용하여 호흡을 했었는데
점점 의식으로 인하여 복부가 경직되면서
원래의 몸을 찌그러뜨려 작아지게 했다.
성장해가며 더욱 에너지 소비량은 늘어나게 되며
늘어난 만큼 에너지 부산물도 많아지면서
악화일로를 치닫게 된다.
결국은
우리가 수행을 통해 몸이 이완되면서 몸통이 커지면
에너지부산물을 처리해주는 간은
제 역할을 해주어야 한다.
간이 제 역할을 하기에는
아직 간은 다 살리지 못하였고
수행을 하면서 더욱 몸통이 커져
간을 붙잡고 있던 굳은 근육과 신경이
원래대로 돌아와야 하는데
에너지 소비량은 수행 전보다 많이 늘어나고
또 거기에 따라 에너지부산물도 많아지니

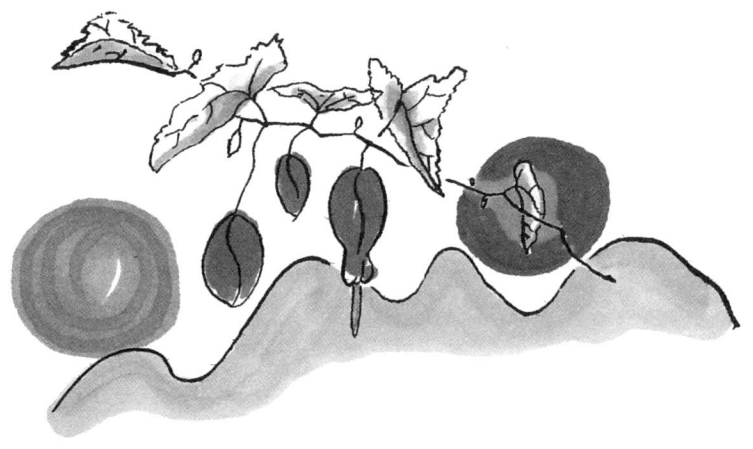

아직 덜 살아난 간은

갑자기 늘어난 에너지부산물로 인해 무리가 된다.

그래서 피로감을 수행 전보다 많이 느끼게 되는 것이다.

이때는 잠시 쉬어주며 간이 회복되도록 기다렸다가

어느 정도 회복되면

다시 수행에 정진하는 지혜가 필요하다.

우리가 살려고 호흡할 때

에너지 소비량이 적도록 하고

에너지를 만들려고 할 때

부산물을 적게 나오게 하는 것이

인체가 오래 살고 늙지 않게 하는 방법의 하나이다.

이렇게 되려면 호흡으로 인한 부하가 최소가 되도록

경직된 호흡근육을 다 풀어줘야 한다.

忘牛存人

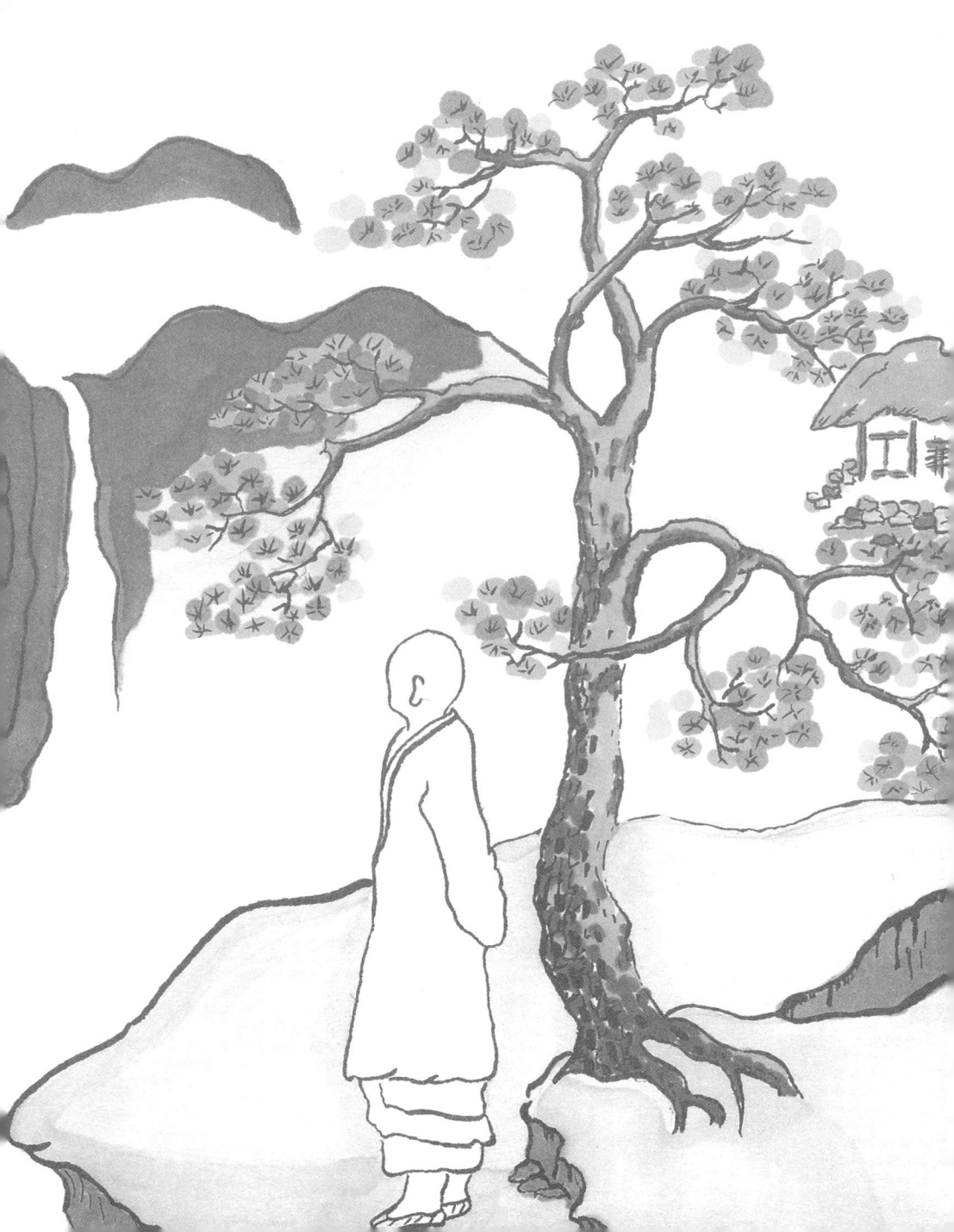

뇌를 편안하게 하라

스승님!
사람들이 명상을 하는 이유가
마음을 편안하게 안정시키려는 것이지요.
결국 마음을 편안하게 하기 위해서는
뇌를 안정시키는 것인지요?

스승

뇌를 안정시킨다는 것은
뇌가 필요로 하는 조건을 만들어줘야 하는데
인간들이 그 방법을 알아야 말이지…….
마음만 자꾸 다스리려고 하니 되겠는가.
수행을 통해 몸을 점진적으로 풀어가다 보면
흉부가 확장되면서
머리의 혈액이 심장으로 원활하게 회수되어
머리에 걸렸던 압이 떨어지고 뇌가 편안해진다.
이때 숨뇌의 기능이 살아나면서

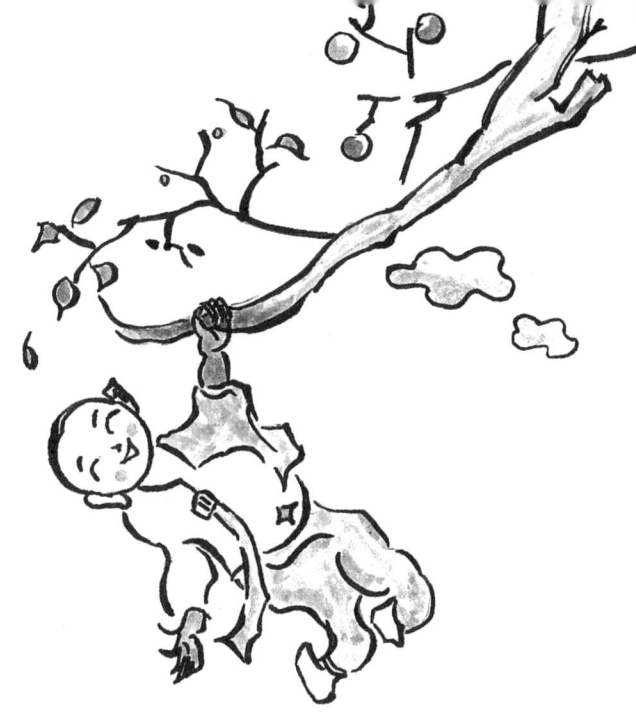

호르몬 분비기능도 살아나
뇌가 편안해지고 몸도 풀리기 시작한다.
인체가 그렇게 오묘한 것을
수행자가 아니고서 어찌 알겠는가?
이완되는 과정에서
'아 내몸이 무엇 때문에 굳어가는 것이구나' 하는 것을
스스로 알아버린다.
무엇이 문제인지를 아니까
뇌를 컨트롤해서 다 바꿔내는 것이다.

두려움을 느끼는 세포는 있어도
두려움을 느끼는 마음은 없다

제자

스승님!
몸이 이완되었다가 경직되기 시작하면
괜히 마음이 불안하고 불편해집니다.

스승

세포가 두려움을 느끼지 않도록 해주면
두려움은 사라진다.
두려움을 느끼는 세포는 있어도
두려움을 느끼는 마음은 없다.
이런 두려움을 느끼는 것이
뉴런 뇌와 온몸의 기관들을 연결하는 신경세포 네트워크망 이라고
과학자들이 말하는데 그럼 뉴런은 왜 두려워하는가.
그것은 세포가 두려움을 느끼도록
그 인체가 물리적으로 조건이 만들어진 것이다.
깨달음은 문제점을 찾아 그것을 해결하는 것으로
그러한 일련의 과정이 수행이다.

수행을 통해 고통 없이 만들어 놓는 것이다.
인체의 뇌는 무의식이든 의식이든
전부 조정이 가능하다.
수행의 목적을
무의식이든 의식이든 조정할 수 있다는 것에
의념을 강하게 두고 반복적으로 연습을 하여라.
지금은 이렇듯 조정하는 힘이
허공에 좁쌀만한 크기 밖에 되지 않으나
이제 강한 믿음으로 조정하면 힘이 점점 강해진다.
그것은 날이 갈수록 인체의 부하도가 점점 사라지고
경직과 이완을 반복하는 수행이
날이 갈수록 수월해지듯이 의식은 몸과 같이 간다.
그러니 몸을 보면 그 사람의 의식을 볼 수 있는 것이다.

오도송 1

유심자들이 보는 각자는
외롭기 마련이다.

법을 펼치고 전파하는 과정에서
많은 경계와 벽에 부딪힌다.

외로움을 견디지 못하면
부처가 될 수 없고

외로움을 느끼는 자는
부처가 아니다.

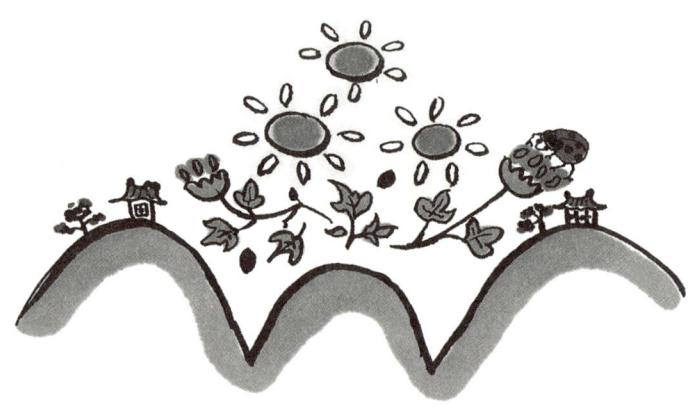

마음이 극도로 고요해야
신경이 살아난다

제자

스승님!
요즘엔 와선을 하려고 누워도
가슴이 답답하고 마음이 올라와 자꾸 일어납니다.
예전에는 두 시간씩도 있었는데 요즘에는 안됩니다.

스승

젖가슴 뒤에 얕에 고여 땅에 딱 달라붙을 때까지
몸에 힘을 빼보거라. 마치 고이지 않은 느낌이 와야 한다.
조금씩 높여가면서 굳은 신경을 풀어내라.
마음이 극도로 고요해야 신경이 살아난다.
마음이 들뜨면 살릴 수 없다.
마음으로 차분히 답답한 가슴을 풀어줘라.
답답해질 때 자꾸 더 놔주어야 한다.
풀어지려고 하는 건데 안 풀리니까 답답한 것이다.
그때 못견디면 계속 그 자리에 맴돈다.
뒤틀고 움직이면 안된다. 마음을 고요히 하라!

人牛具忘

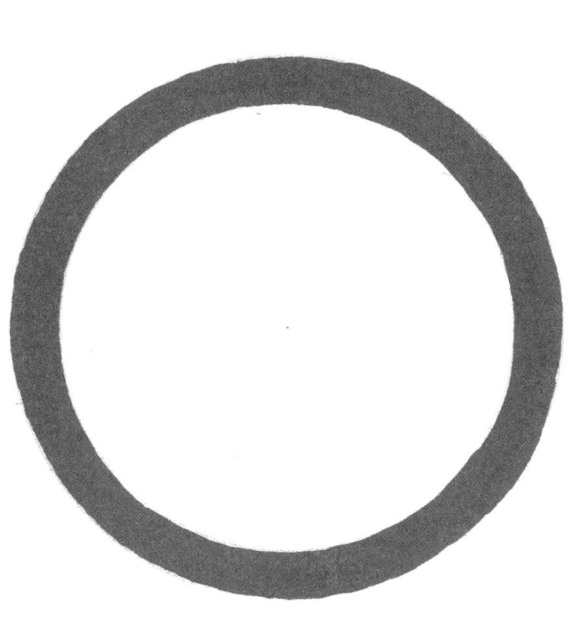

일체종지란!

수행자들은 가끔 상대의 파장이 느껴지곤 하는데
그걸 가지고 좀 안다 하는 상을 낸다.
우리 인체의 세포는
온갖 체험을 다하고 그것이 저장되어 있다.
그래서 자신이 체험했던 것을
세포가 상대를 보고 추측하고 계산한다.
이때 상대의 파장이 느껴지는 것이다.
마치 그림자만 보고도 정체를 아는데,
이것은 신통력이 아니라 누구한테나 있는 인간의 기능이다.
그래서 그것을 기억해 내는 사람이 있고
기억하지 못하는 사람이 있는 것이다.
나는 아이 때의 기억을 다 회복했기에
감지하는 기능이 전부 살아나 상대에 대해 느끼고
상대보다 오히려 상대의 몸과 마음을 더 잘 느낀다.
상대는 의식이 강해 자기 자신의 세포와도 교감이 안되는데
나는 그 세포들과도 교감이 되기 때문이다.
태중의 기억까지도 다 기억해야 한다.
그 저장된 세포의 기억이 살아나는 것은
세포가 살아났다는 것이다.

잃어버린 기억을 다시 찾고 세포를 다 살려

몸도 마음도 모두 기억해내는 것,

그래서 인간 세상이 어떻게 흘러가는지 다 아는것,

이것이 일체종지이다.

상대에 대해 아는 것이

추상적이거나 신의 능력이 아님을 알아

왜 그처럼 작용하고 반응하는지

무엇이든 깊이 사색하여 꿰뚫어 알아라.

나는 10년 넘도록 이와 같은 이야기를 매일 반복한다.

그럼에도 여러분은 자기 자신한테 벌어져야

그때 가서 조금 이해하고 알 뿐 그냥 흘려보낸다.

늘 깨어 있어야 한다.

동영상법문이나 차담법문에 모든 것을 밝혀 놓았는데

여전히 같은 질문을 하고 있다.

그러니 수행을 할 때 늘 옆에 두어 흘려 듣지 말고,

내 목소리 들으려 틀어놓지 말고,

깊이 듣고 사색해서

자신의 몸에서 벌어졌을 때

놓치지 말고 꿰뚫어 알도록 하여라.

무심삼매 수행으로
새롭게 습을 만들어가야 한다

아침 차가 참 좋구나.

바로 삼매로 나를 이끄는구나.

이번 법회도 이처럼 삼매 가운데에서 법문을 하였다.

나는 의식을 다놓아 느껴지는 평화로움이나,

삼매에 들고자 몸이 깊이 이완이 되어도

놓을 수 있는 상황이 아니라

놓지 못할때 느끼는 평화로움이나 같다.

이완이 다 되어 마지막 한 의식만 놓으면 되는 상황이나,

처음 한 의식으로 이제 경직이 시작되는 시점이나

같다는 것이다.

인간의 의식이 살아있을 때와

죽음처럼 다 놓았을 때의 순간까지

체득을 통해 꿰뚫어 알았기 때문에

경직과 이완이 인체의 몸과 마음에

어떤 식으로 작용하는지를 안다.

인간은 자궁안으로 돌아가 의식이 처음 들어오면서

몸이 의식에 따라 경직되는 과정을 알아야 하는데

이것이 말처럼 쉽지 않다.

죽음과 생의 시작점까지

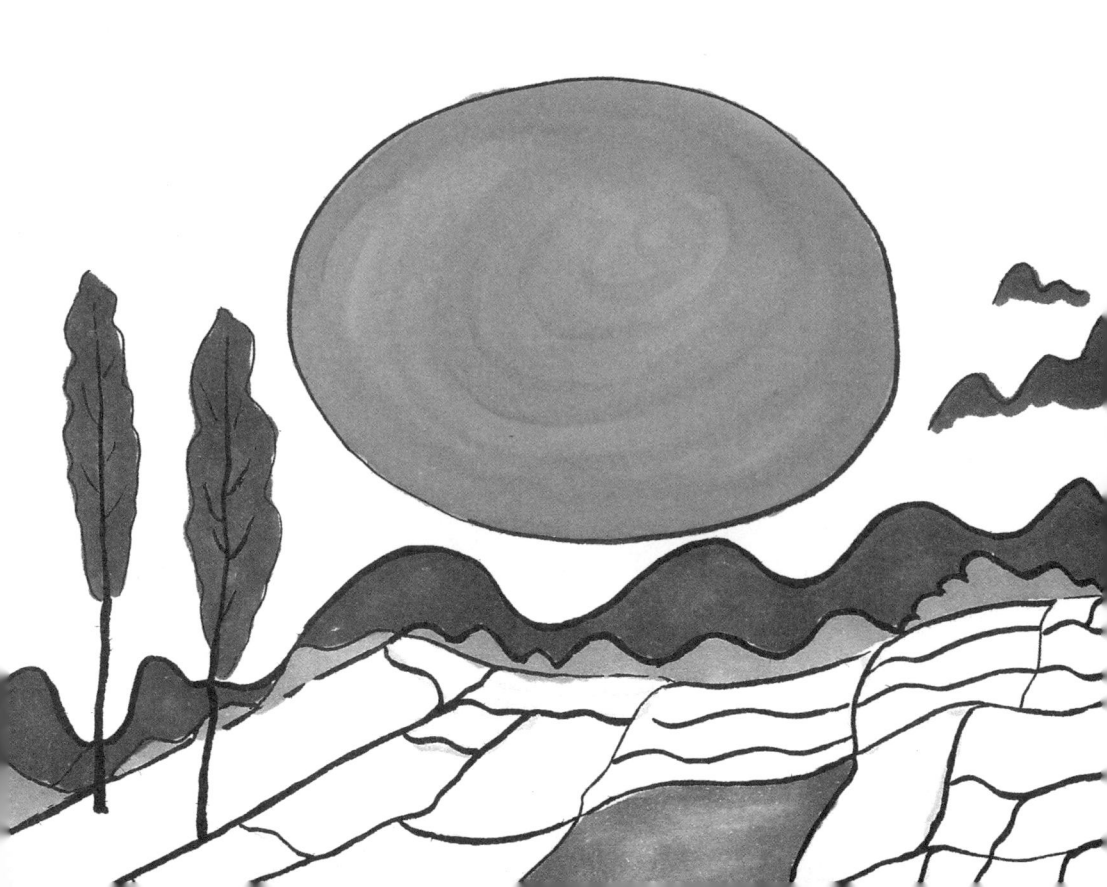

수행으로 체득하여 알아야 한다.

그러니 유심세계에서

중생에게 중생으로 길러지고 습들었으니

그 잘못된 의식을 전부 놓아야한다.

나라는 의식, 살아있다는 의식,

나 잘났다는 의식 등

지금까지와는 반대되는 의식으로

의식이 들어가 굳어진 몸을 이완시켜야 한다.

지금까지 잘못된 습에 의해 충족했던

호르몬 의존도를 수정해야 한다.

지금까지의 육근안이비설신의에 의해 만들었던

오온색수상행식과 모든 연기를 차단하여

무심삼매에 수행으로 새롭게 습을 만들어가야 한다.

이렇게 그릇된 고정관념과

유심의 때에 물들어 있어서 상을 만들어

스스로 고통스럽게 살아가는 것이다.

잊지말아라. 하심만이 의식을 놓을 수 있다.

상심은 나를 만들고 상을 만들어

스스로를 옭아매지만,

하심은 내가 없어지고 상이 사라지며

자유를 가져다준다.

상심이 들어왔을 때의 호르몬 변화나 의식의 변화,

하심했을 때의 호르몬 변화나 의식의 변화 ,

이 모든것이 과학적으로

증명과 설명이 가능한 시대에 우리는 살아간다.

그래서 몸을 보면 다 알 수 있고

과학적으로도 데이터가 가능하기에

숨기고 속일 수 없다.

수행의 과정에서 상대를 판단하여 아는 것처럼

느낌이 전해 오는 것은

구체적인 원리도 모른 상태에서 어렴풋이 아는 것이다.

결국 꼬리잡고 몸통을 전부 다 아는것 마냥

짐작하고 안다고 한다.

때문에 보는 것만으로 의식을 만들어

안다하는 상으로 스스로를 괴롭힌다.

그러나 인체에 대하여 과학적, 물리적, 화학적으로

깊숙히 파고 들어가면

보기만 할 뿐 안다하는 상이 들지 않는다.

그러니 삼매의 습을 들여

모든 것을 다 알아도 의식이 일지 않아야

고에서 벗어나는 것임을 명심해서

어리석음으로 스스로를 괴롭히지 마라.

상대에 의해서 안다하는 의식이 일어난 것은

결국 수행이 되지 않았다는 것이다.

석가모니 부처님 시대에서도

탁발하고 앉아 있으면

부처님이 설법하실 때 꼭 옆에서 졸고 있는 자가 있었다.

그자는 지금 삼매에 들어있다고 하지.

부처님이 얼마나 자비로운가.

의식이란 것이 의식이 강한 사람 옆에서는

덩달아 의식이 강해지고,

의식이 없는 자 옆에 가면 덩달아 의식이 사라진다.

수신이 강아지를 보아라.

이제 차방에 오면 바로 이완하도록 습이 들어

여기만 오면 이완 모드로 들어간다.

수행자도 수신이 같아야 한다.

앉기만 하면 의식을 놔 삼매에 들도록 습을 들여야 한다.

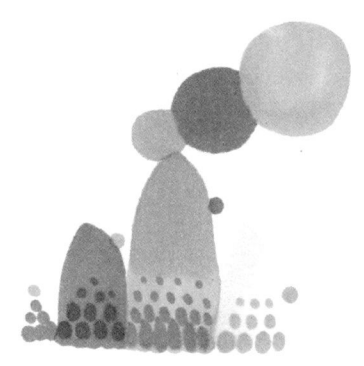

잡초 뽑았어?

제자

스승님!
감사합니다.
그래서 본래 마음은 없다고 하시는 거군요.

스승

잡초 뽑았어?
잡초가 언제부터 잡초였어?
원래 잡초도 잔디도 없다.
인간이 만들어 놓은 기준이다.
잔디가 있으니까 잡초가 생긴 것이다.
원래 잡초란 없다.
분별심이 생긴 것이다.
이건 좋은 거 이건 나쁜 거,
좋은 집 나쁜 집,
좋은 차 나쁜 차 등

잡초도 원래 잡초가 아니었단 말이지.
원래는 좋은 것 나쁜 것이 없는데
분별을 했겠는가?
안 했겠지?
그런데 지금 잡초만 뽑아냈지?
원래는 뽑아낼 것도 없어야 한다.
진리는 이런 것이다.
그저 그러함을 정보로만 알 뿐
마음이 일어나지 않도록 해야 한다.
번뇌냐! 보리냐!
중생이냐! 부처냐!
여기가 갈림길이다.
어느 길로 가려는가?

返本還原

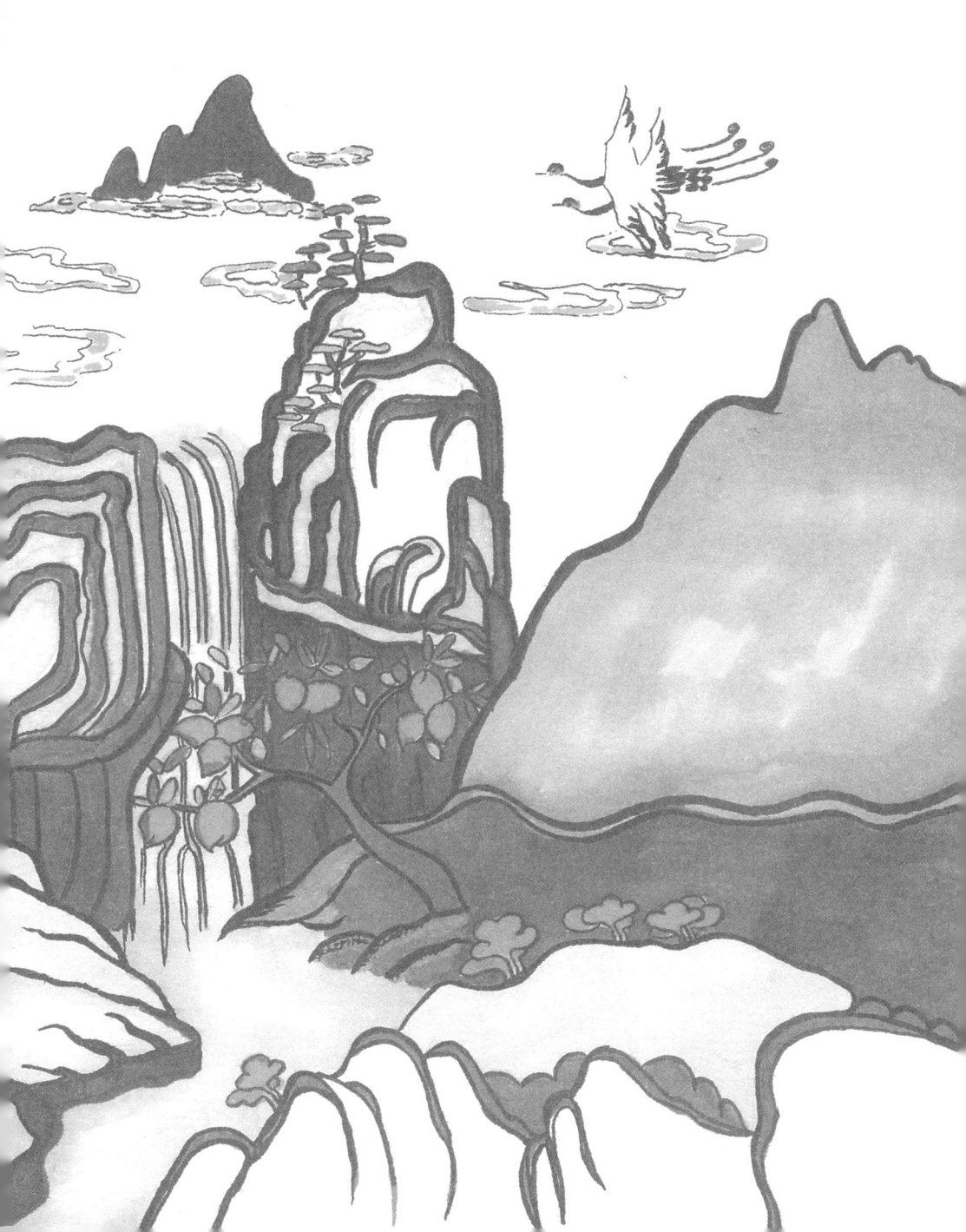

인간은
두려움에서부터 출발되었다

제자

스승님!
저는 직업상 방진마스크를 쓰게 됩니다.
근래 들어오면서 갑갑하고 두려움이 몰려올 때가 있습니다.

스승

인간이 엄마 뱃속에서 나와서
가장 먼저 느끼는 것이 무엇인가?
바로 두려움이다.
왜 아기가 어머니 자궁 안에서 태어나면서
가장 먼저 느끼는 것이 두려움일까?
두렵다. 엄청 두렵다.
그것을 느끼려거든 자네들 숨통을 막아보아라.
아기가 뱃속에 있을 때는 호흡도 필요 없고
어머니가 주는 피를 받아 먹으면서
가만히 있으면 알아서 다 돌아가는데
무슨 두려움이 있겠는가?

그런데 아기가 자궁 밖으로 나오는 순간

탯줄을 딱 잘라버리면

죽지 않으려고 온몸을 다 던져서 호흡을 했다.

헤엑 헤엑 살기 위해 그 작은 생명은

온몸을 부풀려가며 숨을 쉬었다.

그 생명체가 살려고 얼마나 발버둥을 쳤겠는가?

그래서 인간이 제일 먼저 느꼈던 것이 두려움이다.

나는 이것을 느꼈을 때 눈물을 흘렸다.

그 아기가 받은 고통을 느끼며 눈물을 흘렸다.

인간은 두려움에서 출발된 것이다.

왜? 바로 이 호흡 때문에……

그래서 사람을 가장 경직시키는 것이

바로 이 호흡신경을 건드렸을 때이다.

즉 아기가 호흡으로 인한 두려움으로

몸을 경직시키는 호르몬이 나왔다가 이내

이완시켜주는 호르몬이 나오면서 서서히 안정을 찾아갔다.

하지만 성장할수록 나이가 들어감에 따라

점점 이완호르몬 비중이 줄어들고

몸을 경직시키는 호르몬이 그 우위를 차지하는 것이다.

진리를 찾는
그대들의 마음이 있을 뿐······

신을 섬기고 종교를 만든 사람은
유심론자일까? 무심론자일까?
진리를 찾고, 하느님을 찾고, 부처를 찾고,
알라신을 찾아보지만
형체도 없고 만질 수도 없고 보이지도 않는데
마음이 부처라 하고 마음 속에 하느님이 있다며
없는 마음을 찾아 평생을 돌고 돈다.
마음이 없으면 신이 있다한들 없다한들
죽어서 천국을 간다한들 지옥을 간다한들
남이 나를 칭찬한들 비난한들 무슨 문제가 될까?
두려워하는 마음도, 좋아하는 마음도,
싫어하는 마음도 없는데······.
그렇지 않은가?
진리를 찾지 말라. 진리는 없다.
진리를 찾는 그대들의 마음이 있을 뿐······.
일체유심조一切唯心造!

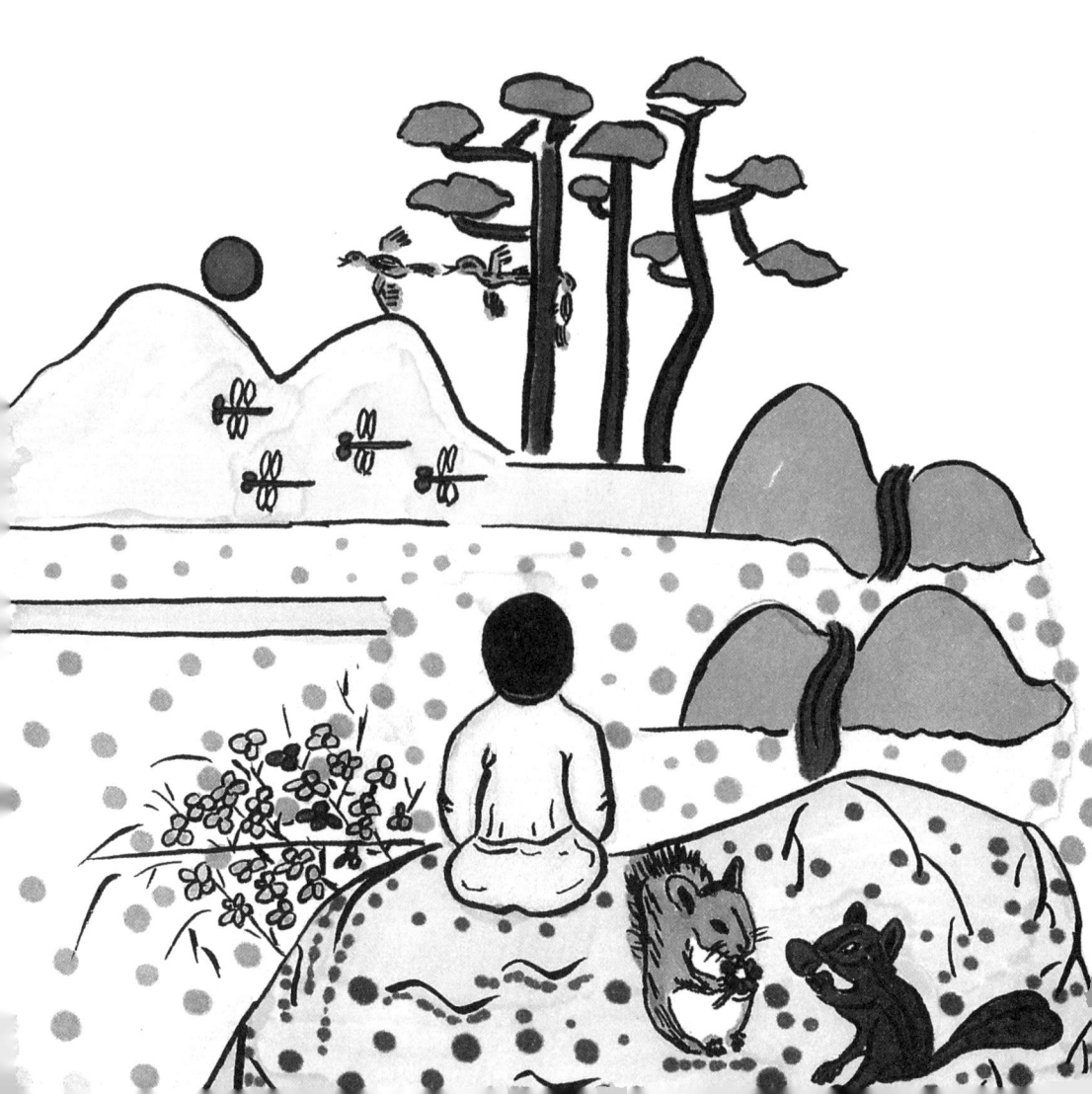

마음으로는 마음을 버리지 못하는 것이 마음이다

제자

스승님!
요즘 가슴이 답답하고 머리도 아프고
마음도 불안합니다.

스승

그럴 때마다 몸을 잘 들여다 봐라.
마음이 편해지려면 호흡이 들어오면서
횡격막이 장을 밑으로 쑥 밀고 갈비뼈가 벌어져
눌려 있던 심장, 폐, 신경, 기도, 식도 등이
압박에서 편해져야 한다.
그래야 머리에 몰려 있던 피가 심장으로 들어오고
기도가 벌어져 호흡도 편해진다.
당연히 답답하고 불안하던 마음도,
가슴도, 머리도 편해지겠지?
이것이 몸과 마음의 원리이다.
이런 것들을 과학적으로 밝혀 놓은

경전이나 논문이나 학술은 아직 보지 못했다.

마음! 마음! 마음!

모든 경전을 한 글자로 표현한다면 아마 心자가 될 것이다.

지금까지 마음을 닦는 것을 수행으로 알고

명상을 하고 염불을 하고 화두참선을 해보지만

과연 몇 분이나 견성하고 부처가 되었을까?

왜 날이 갈수록

수행을 포기하고 병들어가는 수행자만 늘어날까?

몸을 모르면 절대 마음자리를 알 수 없다.

몸이 경직되고 상기증이 나타날 때

마음을 들여다보면 마음도 따라서 파도친다.

반대로 몸이 건강하고 편하면

마음도 따라서 평온함을 느낀다.

몸과 마음은 둘이 아니다.

그래서 마음만으론 마음을 버리지 못하는 것이다.

入塵垂手

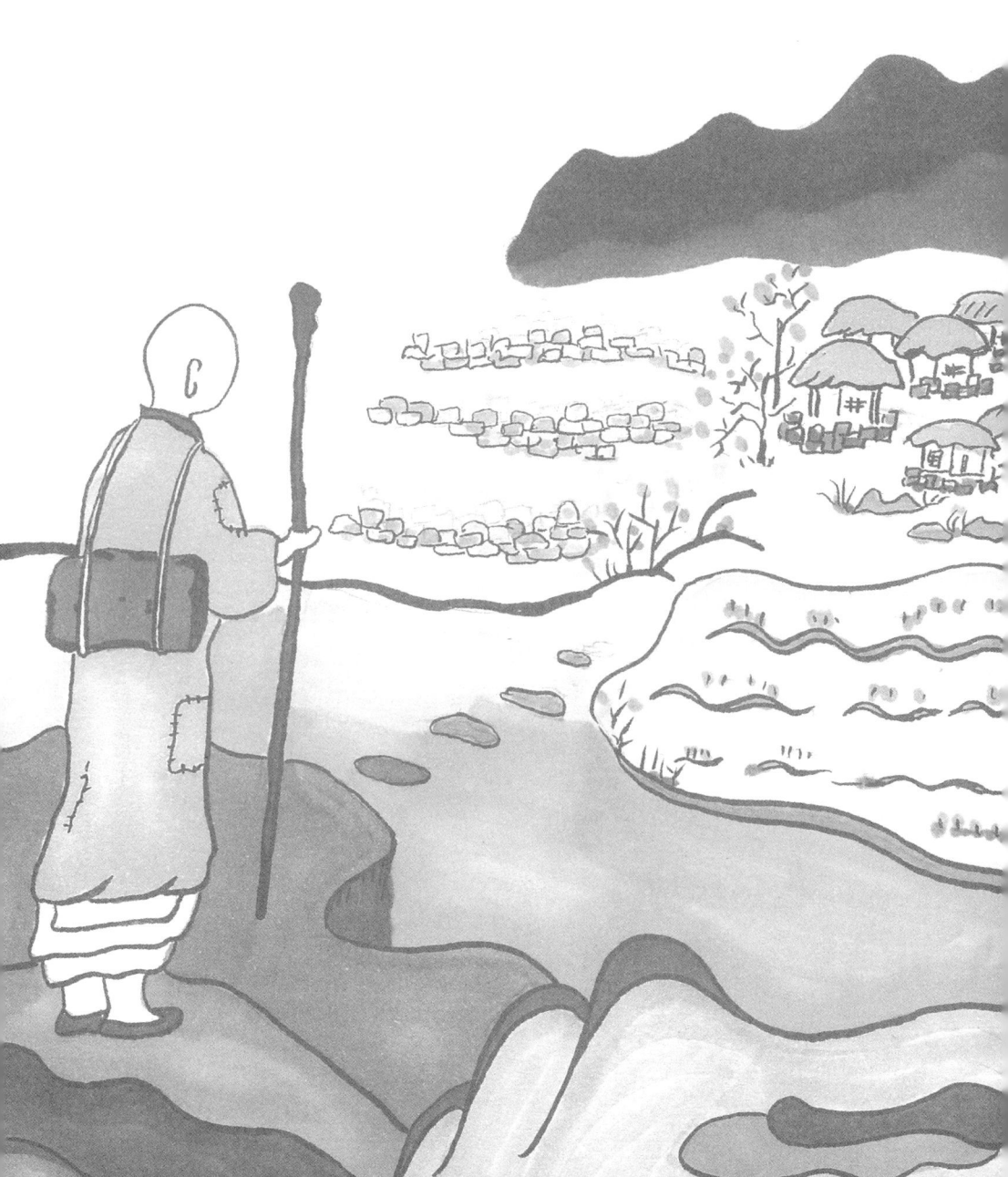

하심은
무심으로 가기 위한 과정이다

스승님!
마음을 없애는 것과 하심하라는 말은 다른 것인가요?

하심은 무심으로 가기 위한 과정이다.
하심은 언제든 상심이 될 수 있음을 명심해서
본질을 향해 가야 한다.
하심은 무심을 이루기 위한 방편일 뿐이다.
이완수행이란 그렇게 놓아지지 않던 마음이
몸이 이완되며 마음이 비워지는 것을 스스로 체득하니
이론도 경전도 필요 없다.
본인이 잡고 있던 마음을 내려놓으니
몸이 이완되는 것을 체득하면서
마음 비우고 몸 이완하고, 몸 이완하며 마음 비우고
이러면서 점점 미세한 번뇌까지도 다 드러내놓게 되는 것이다.
마치 깨끗이 청소한 방에 햇빛이 한줄기 들어오면

안 보이던 먼지가 보이는 것처럼…….

모든 작은 마음도 다 사라져야 하는데

그것이 이론이 아닌 체득을 통해 스스로 버려지는 것이다.

이렇게 버리고 이완되는 과정에서

몸이 어떻게 변화하는지 마음이 어떻게 변화하는지

얼굴이 어떻게 변화하는지 확연히 알게 된다.

그래서 수행이 올라올수록

상대를 보기만 해도 알게 되는 것이다.

그러니 상대 도반들과 수행을 하면서도

상대 탓을 한다는 것은 초보다.

항상 일어나는 마음을 보며 내가 엄마 뱃속에서도

이런 마음이 있었는지 보고 입력된 정보임을 판단해

정보에 의해 마음이 일어나지 않도록 하라.

진정으로 불국정토를 원한다면

수행자들이 정말 평화롭게 살다 가는 모습을 보여

풍족하지 않은 물질과 문명 속에서도 늘 건강하게 살다

죽음에 두려움 없는 모습을 보일 때

인류는 많은 경쟁 대열에서 살며 고통 받다가

이런 수행자들을 보면서 따라오도록 할 때 가능해진다.

능엄경 도태도의 과학적 원리

신경이 죽어가는 원인은 자세의 불균형, 호르몬 결핍,
경직된 의식으로 신경을 차단하는 것 등이 있다.
사람마다, 체형에 따라 조금씩 신경이 차단된
부위가 다르지만 이렇게 함몰되기 시작하면
호흡신경 지배를 받아야 할 근육들을
중추신경이 지배하여 굳게 한다.
따라서 우리 몸 전체의 신경을 살리려면
먼저 호흡신경이 살아나야 하고 이때 뇌와 연결된
시냅스와 호르몬의 양까지 늘어나야 한다.
능엄경의 도태도 원리를 보면
단전의 신경이 살아나면
옥침도 함께 열려 시냅스가 증가하고,
이것은 호르몬도 증가했다는 것이다.
몸 자체에서 호르몬이 충분히 분비되면
이 상태에서 백회가 시원하게 열리며
머리에 시냅스가 충분히 증식되었을 때 머리가 뻥 뚫린 듯,
참기운이 들어온 듯, 천지의 기운이 들어온 듯
머리통이 시원해지며 혜안이 열려버린
이 상태를 나타낸 것이 도태도이다.

몸이 죽어있다는 것은 신경이 죽어있고
시냅스도 사용하지 않아 죽어있다는 것이다.
수행을 통해 반복 연습하면 신경이 살아나고 시냅스도 증가한다.
이것을 관법으로 살렸던 것이다.
관하는 대상이 자신의 몸이라야 제대로 된 관법이다.
예를 들어 산모를 보라.
산모는 태아의 태동을 느끼며
인체의 변화에 강하게 몰입이 가능해
인체를 빠르게 살려낸다.
관법과 같이 자신의 몸을 강하게 몰입하므로
시냅스를 증가시킨 것이고, 시냅스가 늘어나면
감정이 풍부해지고 의식도 편안해진다.
머리와 단전까지 연결된 신경을 살려야 하고
이것은 강한 의념을 두어 호흡할 때
흉부와 복부를 들어올리면
이 의념으로 시냅스가 늘어나게 되는데
이것을 반복해서 연습-수행해야 시냅스가 살아난다.
단전의 모든 신경을 살려 시냅스의 지시를 따라
전부 들어올리게 되면 호흡시 부하는 사라진다.

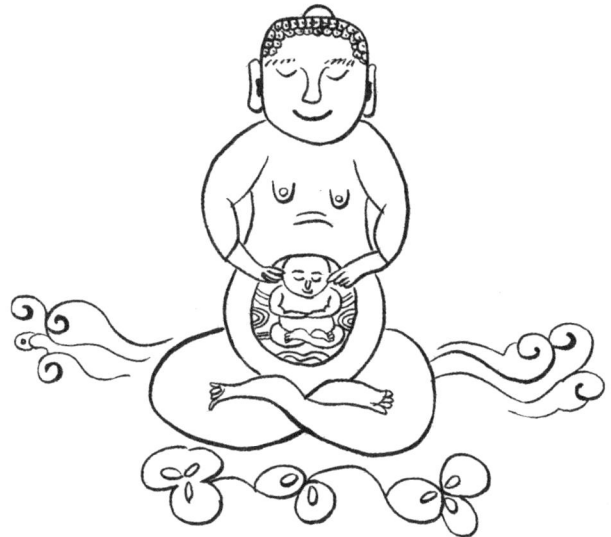

도태도(道胎圖)

단전호흡의 실체와 과학적 원리

단전호흡이 이루어지면 본성을 찾을 수 있으며
질병으로부터 해방될 수 있다.
과연 무엇을 단전이라 하고 단전호흡이라 하는가?
우리는 엄마 뱃속에서 태어나서
대기압을 폐로 유입하기 위해서
흉부를 들어올렸을 때
전신의 근육과 신경을 사용해서 호흡을 했다.
즉 아기 때는
갈비뼈를 옆으로도 벌리고 위로도 들어올리면서
몸통 전체로 호흡을 했다.
우리는 평생 이런 호흡을 하도록 시작되었던 것이다.
흉부와 복부에 전방위적으로 호흡신경들이 분포되어
자연스럽게 무의식 상태에서
몸통 전체로 호흡하도록 되어 있었다.
바로 그 최초의 호흡이 단전호흡이다.
단전을 해부해보면
아무런 장기도 없으며 형체도 없다.
그럼에도 옛 신선들과 수행자들은
단전을 중요시했고 하물며

능엄경에서 단전에 도태도를 그리면서까지
도가 그곳에 있음을 표방했다.
인간들은 복부에 호흡과 관련된 신경이
얼마나 많이 죽은 지도 모른 체 살아왔다.
이것이 죽은 만큼 시냅스도 잃어버렸다.
잃어버린만큼 마음을 일으켜 본성을 가리게 된 것이다.
이런 상태에서 만약 복부의 근육과 근막과 신경들이
여러가지 원인 – 의식과 대상, 환경, 자세 등에 의해서
함몰되어 들어오면 복부단전에는
많은 신경과 근육들이 뭉치기 시작한다.
이렇게 되면 모든 장기들이 압박을 받게 되고
특히 신장과 간이 강한 압박에 눌려
그 기능을 상실하게 된다.
이렇게 압박된 상태에서
호흡하려고 강하게 힘을 가하게 되면 젖산이 분비되고,
그 젖산을 간이 다 해독하지 못해서
다시 피를 타고 전신을 돌면서 활성산소를 만들어
세포의 염증을 유발시켜
병이나 늙음의 주된 원인이 된다.

인간이 늙고 병들어가는 이유가
결국 단전이 죽음으로써 호흡과정에서 나타나는
에너지부산물 때문에 인체의 세포를 병들게 한 것이다.
인간이 본성을 찾고 병으로부터 해방되려면
결국 이 단전을 살려야 한다.
이것을 살려줌으로써 간기능을 회복시키고
젖산 생성을 중단시켜 늙음을 방지하고
병으로부터 해방되게 한다.
이완! 이완! 이완!
처음도 끝도 이완이다.
여기에는 초과학적인 깊고 오묘한 진리가 담겨져 있다.
몸통이 전부 이완되면
흉압, 복압, 대기압이 조화를 이루면서
태식호흡은 저절로 되게 되어있다.

수신어록

수신오도 어록 시리즈 I

초판 1쇄 발행 2016년 5월 6일

지은이 적광
펴낸이 수신오도
펴낸곳 수신오도
판매유통 팬덤북스 070-8821-4312
등록 제2016-000020호
주소 320-8811 충남 논산시 벌곡면 검천길 272
전화 1800-9536
팩스 041-733-9590
홈페이지 www.susinodo.org
이메일 book@susinodo.org

ISBN 979-11-957930-0-6 13150